L'histoire de Sophie

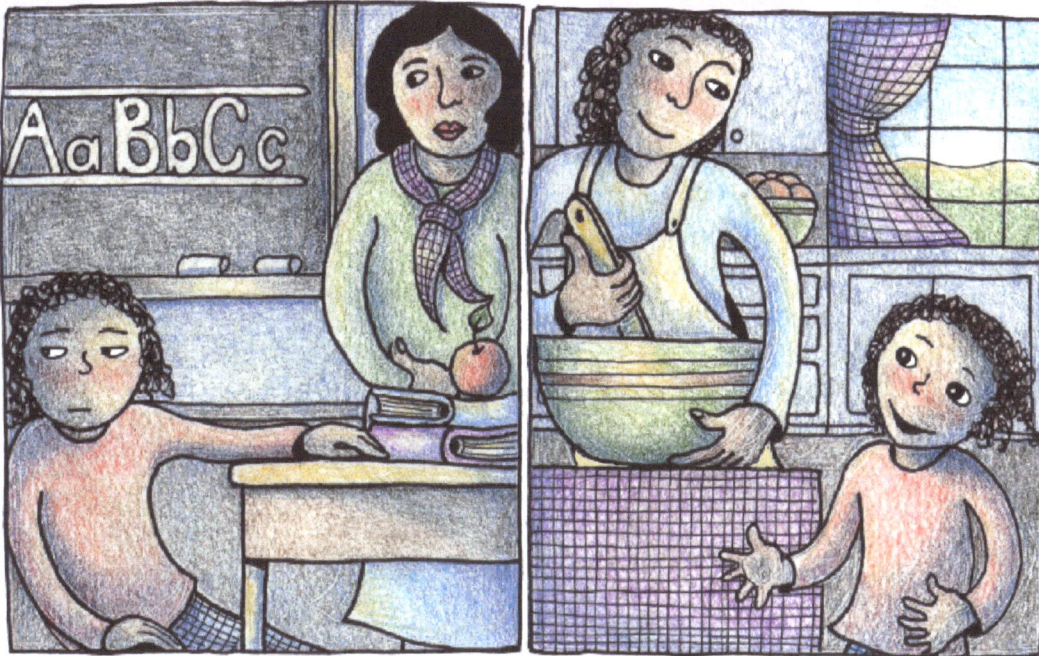

Un guide pour comprendre le Mutisme Sélectif
(et trouble de la communication sociale)

Du Docteur Vera Joffe, Ph.D ABPP

Illustré par Margaret Scott • Édité par Monica Iachan, M.A.

Traduit par Manon Rocha Da Silva

Troisième édition

Library of Congress Control Number: 2023911691
ISBN 13: 978-0-9787542-8-0
Requests for books should contact: www.verajoffe.com
(954) 341-4441

À propos de Vera Joffe, l'auteure :

Vera Joffe est née à Sao Paulo, Brésil. Elle a obtenu son baccalauréat et sa License de Psychologie au Brésil à l'Université de Sao Paulo. Elle est venu étudier aux États-Unis, Dr Joffe a reçu son Master à l'Université de Berkeley en Californie, et a complété son doctorat à l'Université d'État de l'Iowa. Dr Joffe a fait son internat dans le Centre d'orientation pour Enfants et Adolescents à Des Moines en Iowa. Elle a aussi fini sa résidence post-doctorat au sein de l'institut « Iowa Lutheran Hospital » à Des Moines en Iowa. Elle a deux filles, Melissa et Monica.

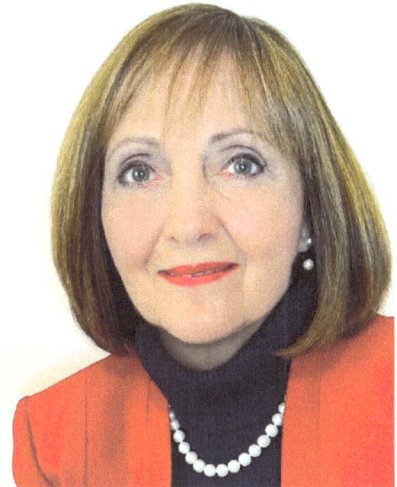

Dr Joffe travaille en Floride du Sud depuis plus de 20 ans en pratique privée. Elle est spécialisée dans les troubles neurodéveloppementaux incluant TDAH (Trouble du Déficit de l'Attention avec ou sans Hyperactivité), le syndrome de Tourette, le syndrome d'Asperger et le mutisme sélectif, entre autres. Dr Joffe travaille en coopération avec les parents, l'école, les médecins, et autres professionnels de la santé. Elle travaille à promouvoir les mesures de prévention et stratégies pour réduire l'impact des troubles mentaux chez les jeunes enfants.

Dr Joffe est membre du Registre National des Professionnels de santé en psychologie, membre de l'Association Américaine de Psychologie, Association de Psychologie de Floride, et une professionnelle membre du bureau de Floride du Sud au service des Enfants et Adultes ayant des troubles de l'attention ou d'hyperactivité, une professionnelle membre de l'organisation du mutisme sélectif, une membre de l'Association des thérapies du Comportement et de la Cognition, et une membre Association brésilienne des troubles de l'attention.

Dr Joffe est licenciée de psychologie en Floride, New-York et en Iowa.

Dr Joffe a donné des cours aux États-Unis, au Brésil et en Israël. Elle a publié un livre sur les adultes atteints de TDAH en portugais, anglais et espagnol : Joffe, V. & Iachan, M.

(2006). A day in the Life on an Adult with Attention Deficit Hyperactivity Disorder. Dr Joffe a aussi publié un livre sur le mutisme sélectif : Joffe, V. (2007). Sophie's story : A guide to Selective Mustism. Cet ouvrage existe en portugais, en anglais et en français. Mon livre est aussi en mandarin.

Le Dr offre des consultations mondiales aux professionnels et aux parents dans divers pays du monde, tels que le Brésil, le Portugal, l'Angola et Israël. Ses contributions portent sur les domaines du mutisme sélectif, des troubles de l'anxiété ainsi que sur d'autres troubles psychiatriques et neurodéveloppementaux de l'enfance.

À propos de Margaret Scott, l'illustratrice :

Margaret a commencé à s'intéresser à l'art il y a environ 20 ans et a étudié à l'université d'Art « Maryland Institute College of Art » à Baltimore dans l'état de Maryland. Ensuite, elle a illustré de noombreux ouvrages (livres, brochures, articles de magazines ou pour des organismes : Smithsonian, Association Américaine de Psychologie (American Psychological Association), Lire est fondamental (Reading is fundamental), UNICEF, Fond de Défense pour les Enfants (Children's Defense Fund), Département de l'Éducation Américaine (US Dept of Education), Libraire du Congrès (Library of congress), etc.

Margaret partage maintenant un site internet, Newsart.com, avec d'autres artistes et produit des dessins pour la majeure des journaux américains : Washington Post, Boston Globe, Chicago Tribunem San Francisco Chronicle, etc.

Margaret vit à Washington dans le District de Columbia avec sa famille et traduit aussi de l'italien à l'anglais.

À propos de Manon Rocha Da Silva, la traductrice :

Manon est née en France et a fait ses études à Poitiers pour devenir professeure des écoles. Après avoir enseigné 6 ans en France, elle a immigrée en Floride, aux États-Unis. Elle enseigne à l'École Franco-Américaine de Miami depuis 2019 et est coordinatrice du Pôle Maternelle depuis 2021. En 2022, elle a eu dans sa classe une élève atteinte de mutisme sélectif et après avoir rencontré le Dr Joffe, a voulu participer au partage de ce trouble de la communication à travers la traduction de l'ouvrage : Joffe,V. (2007) L'histoire de Sophie : Un guide du mutisme sélectif. Elle est passionnée par son métier, par le sport et les voyages.

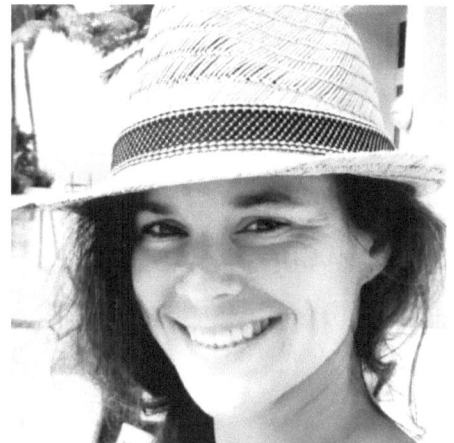

Cet "album violet" est dédié à mes "coeurs de lavande" : mes filles Melissa et Monica

Remerciements

Je voudrais remercier Margaret Scott pour avoir été une partenaire formidable sur ce projet : sa sensibilité et sa compréhension du sujet se reflète dans les merveilleuses illustrations de cet album. Et je voudrais également remercier Monica pour avoir sans cesse revu mon travail, rendu mon message plus clair et corrigé mon anglais (qui n'est toujours pas ma première langue). J'adresse aussi ma reconnaissance à Lucy Morales qui a fait l'ultime relecture et édité ce manuscrit. Je remercie Manon pour avoir traduit cette histoire en français. Aussi, à tous les enfants, parents, enseignants qui travaillent en équipe pour une meilleure compréhension ainsi qu'à la mise en place du traitement et l'amélioration de la qualité de vie des enfants atteints de mutisme sélectif.

Je voudrais remercier Igor Machado pour son aide dans la mise en place de l'édition graphique et artistique de ce livre en français.Enfin, je voudrais reconnaitre l'accompagnement du Docteur Elisa Shipon-Blum dont la passion, la connaissance et le dévouement au mutisme sélectif m'ont encore plus inspiré à travailler sur ce domaine et à écrire cet ouvrage.

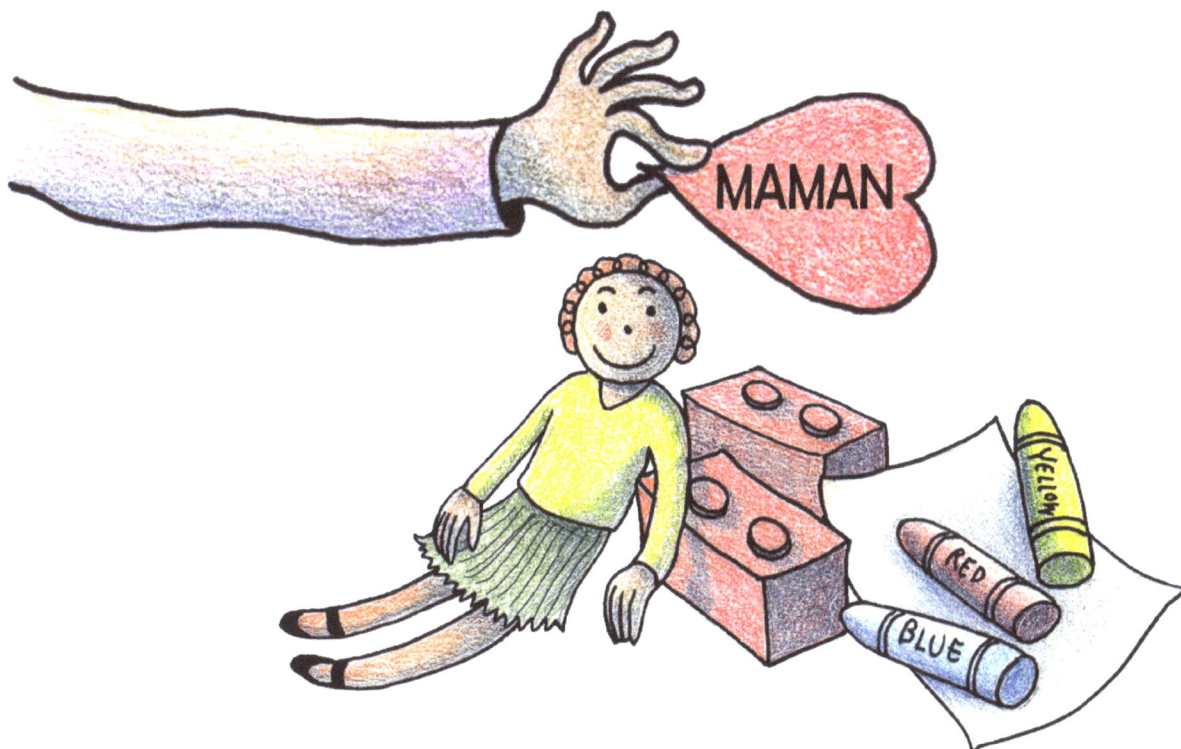

L'histoire de Sophie : Un guide pour comprendre le Mutisme Sélectif (trouble de la communication sociale)

Chapitre 1 : Une semaine avant l'école

Date : Une semaine avant l'école

À mon nouvel enseignant,

Je suis vraiment très heureuse de commencer l'école cette année. J'ai hâte d'apprendre plein de choses et de rencontrer les enfants de ma classe !

Voici une photo de moi. C'est à quoi je ressemble :

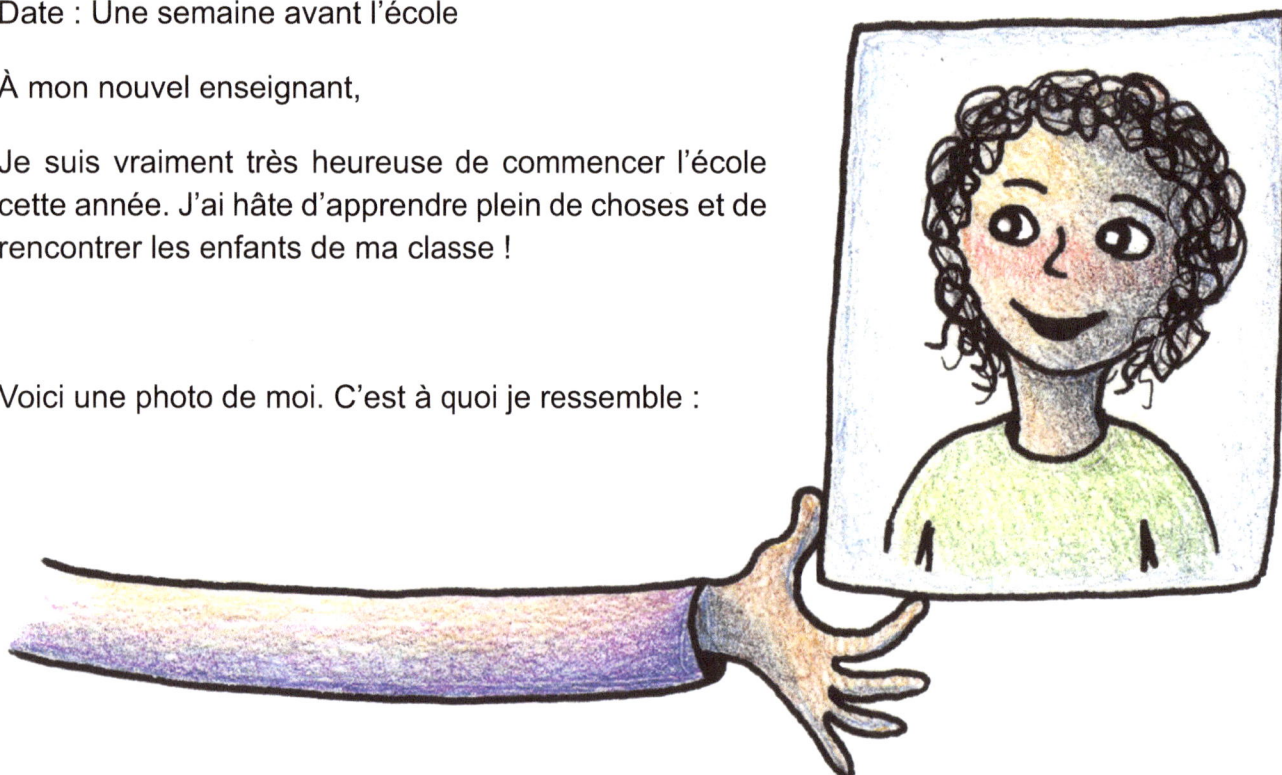

Mes parents m'ont dit que je suis plus que prête pour commencer l'école. Voici les choses auxquelles j'aime jouer : aux poupées, aux Legos®, colorier avec des crayons de couleurs et des feutres, me déguiser.

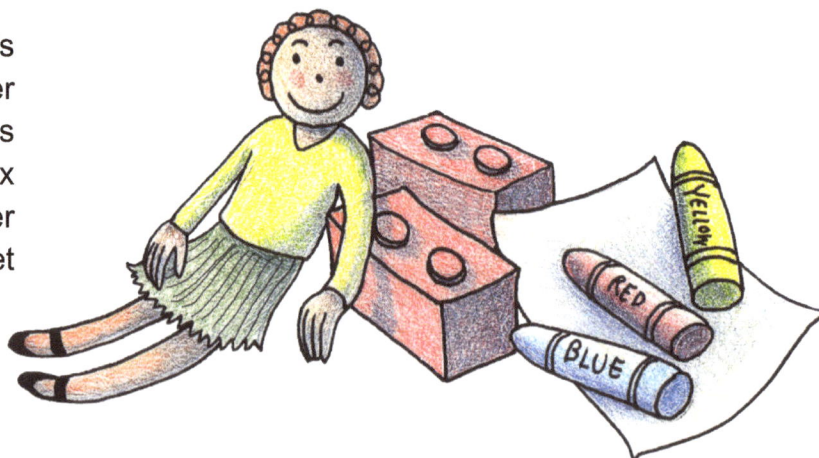

Chapitre 2 : Quand j'étais une petite fille

Mes parents m'ont raconté de gentilles choses à propos de moi lorsque j'étais petite. Ils disaient que j'avais un merveilleux sourire. Ils m'ont aussi dit que j'adorais suivre ma maman dans la cuisine quand elle voulait faire des gâteaux. Parfois, quand il y avait un bruit très fort (comme un camion de pompiers passant par-là), je pouvais me mettre à pleurer. Ils pensaient que mes oreilles me faisaient mal.

Mes parents m'ont dit qu'une fois que j'ai commencé à parler, je ne pouvais plus m'arrêter. Je pouvais parler, parler et parler sans m'arrêter. Ils disaient que je deviendrais une star de la télévision- comme quelqu'un annonce les informations ou la météo, quelque chose comme ça. Ou bien alors que j'aurai ma propre émission de télévision. Mais parfois, quand les gens s'approchaient de moi, regardaient dans mes jolis yeux et disaient "Oh, comme tu es une mignonne petite fille !" je devenais un peu timide et je voulais regarder ailleurs voire même parfois jusqu'à me faire pleurer.

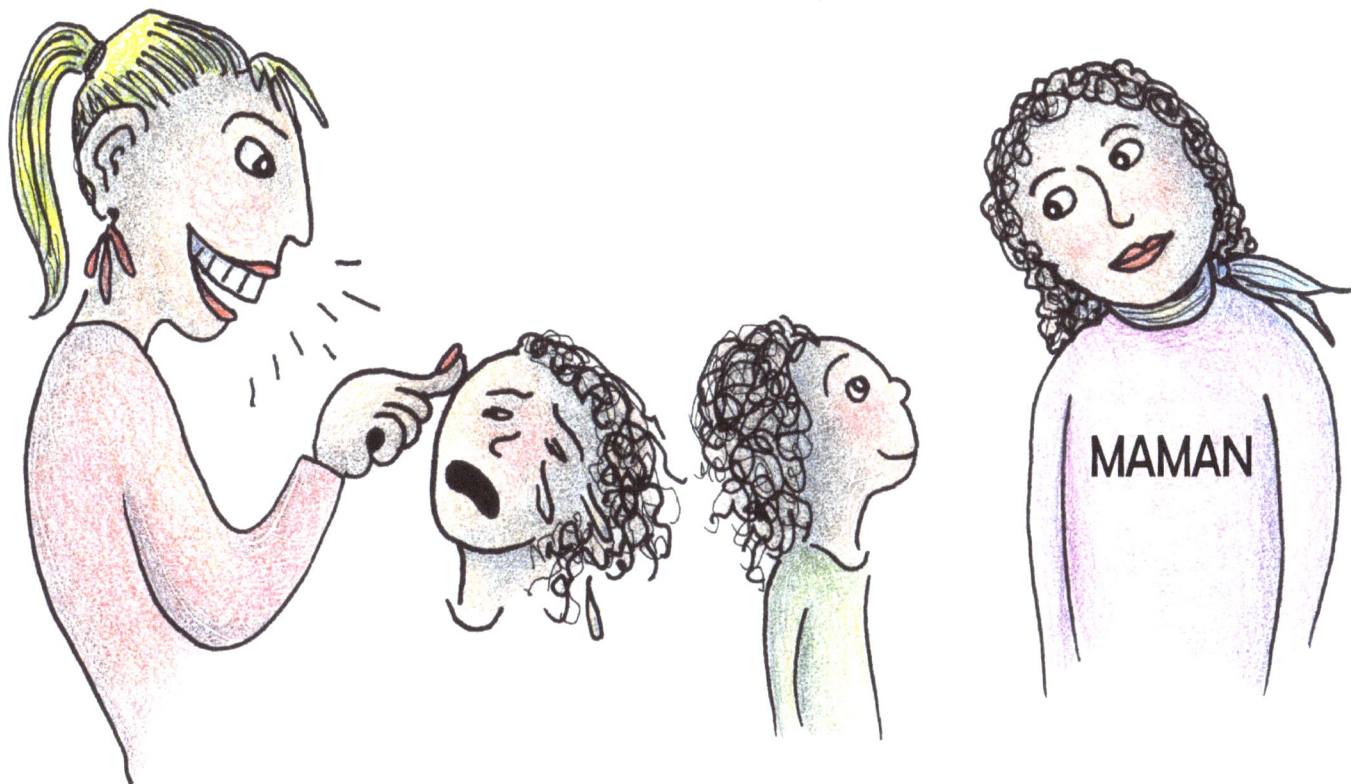

J'ai toujours eu envie d'être une artiste, une actrice ou une chanteuse.

C'est comme cela que je m'imaginais devenir juste comme une de ces célèbres chanteuses dans le concours de talents à la télévision:

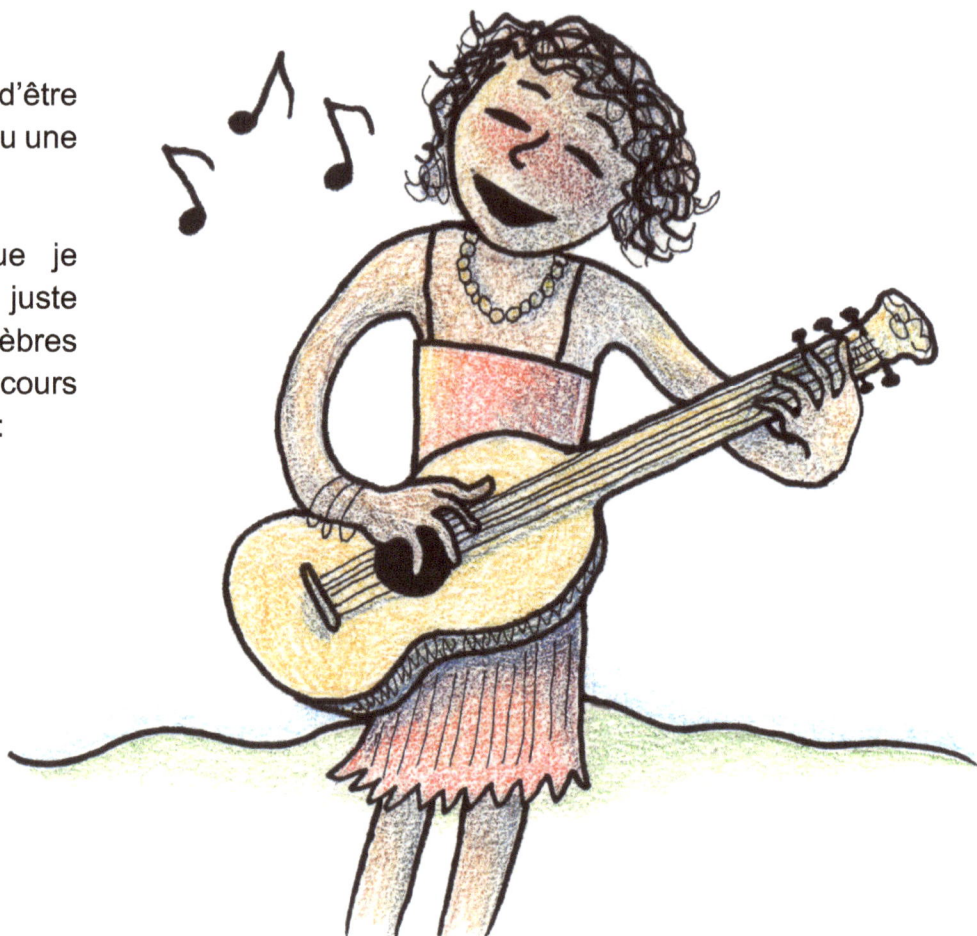

Chapitre 3 : La moyenne section

Quand j'avais quatre ans, j'entrai dans ma première école. Elle s'appelait "Un monde gentil ". J'aimais beaucoup ma maîtresse Natacha. Quand j'arrivais à l'école, elle m'attendait toujours avec un grand sourire. Et j'aimais aussi les personnes de l'administration, comme Stéphanie ou Florence.

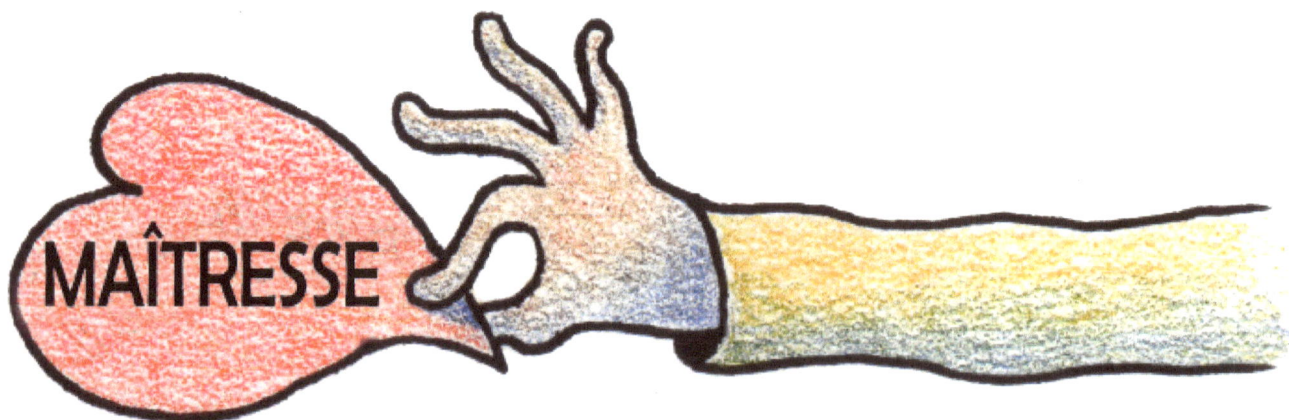

MAÎTRESSE

Nous avions des cours de musique toutes les semaines et aussi de sport. J'aimais beaucoup la maternelle. Je chantais, jouais avec mes amis et adorais les activités artistiques et travaux manuels. J'aimais quand Maitresse Natacha nous lisait une histoire. Quand nous célébrions Noël, nous nous amusions beaucoup ! Et pour la fête des mères, nous fabriquions des cartes et chantions pour nos mamans. Nous aimions tellement cette école que j'y suis restée une année supplémentaire pour la Grande Section. Et j'étais chanceuse ! Maitresse Natacha était de nouveau ma maîtresse, et je connaissais tous les enfants de ma classe.

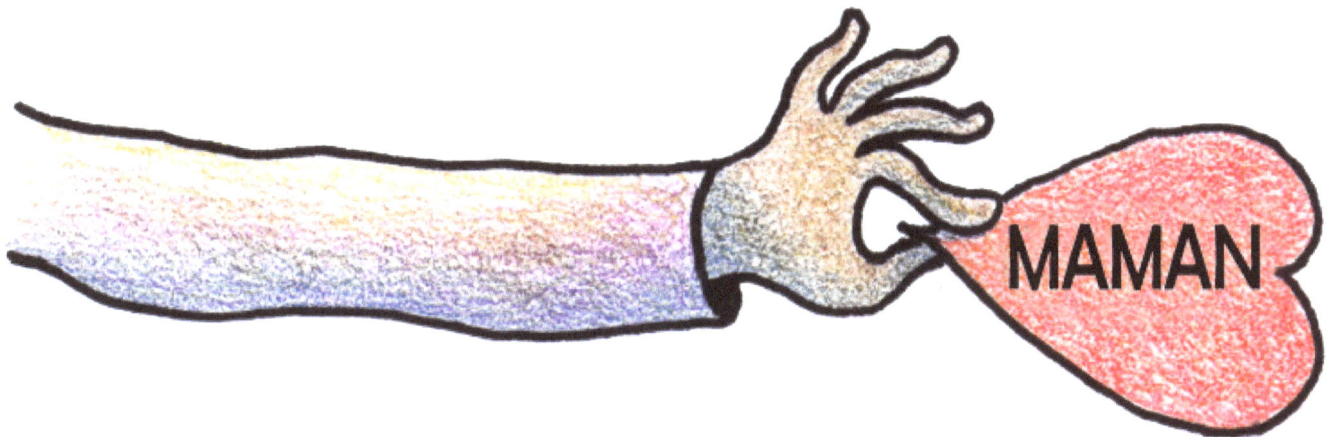

J'adorais chanter, mais je ne pouvais entendre ma voix chanter plus fort que lorsque j'étais dans ma maison face au miroir.

Quand j'étais à l'école, je n'aimais pas être au premier rang ! Là c'est moi qui chante à la maison, devant mon miroir, m'entrainant pour le spectacle de Noël de l'école.

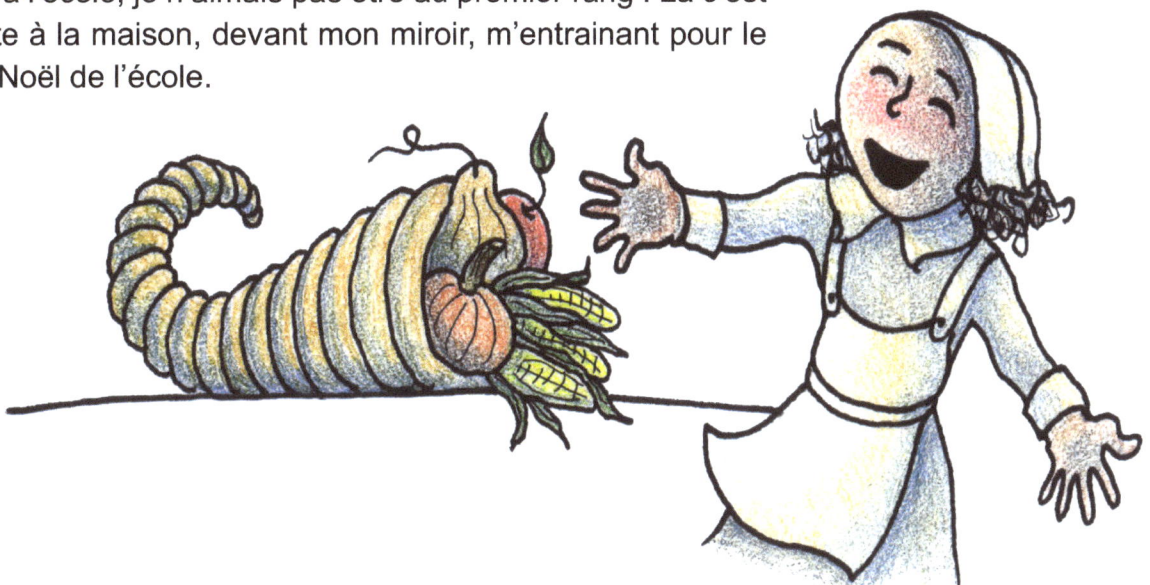

Chapitre 4 : Une année passe vite. Mais après, que se passe-t-il ?

L'année est passée tellement vite ! C'est soudain l'été. Nous avons eu une fête de fin d'année, et puis après, nous nous sommes dit "au revoir" et l'été a commencé.

Mes parents m'ont emmenée pour de longues vacances voir nos cousins à New York. J'ai vu un énorme dinosaure dans un musée et je suis aussi allée dans un très grand immeuble. L'ascenseur montait toujours plus haut, toujours plus haut … Je pensais que nous n'arriverions jamais en haut du bâtiment pour voir la ville ! Je me suis sentie un peu malade quand nous montions dans l'ascenseur, mais mon papa jouait avec moi à des jeux de rimes donc j'ai oublié ma peur pendant un moment.

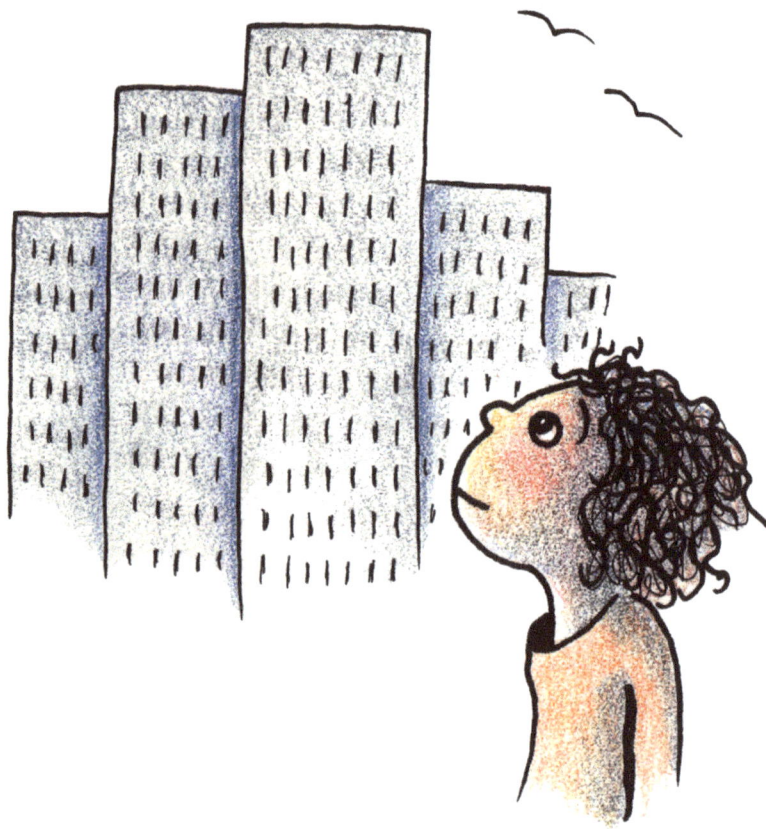

Lorsque nous sommes rentrés de vacances, Maman et Papa m'ont dit que j'allais aller faire un "camp d'été". Je ne savais pas ce que c'était un "camp d'été".

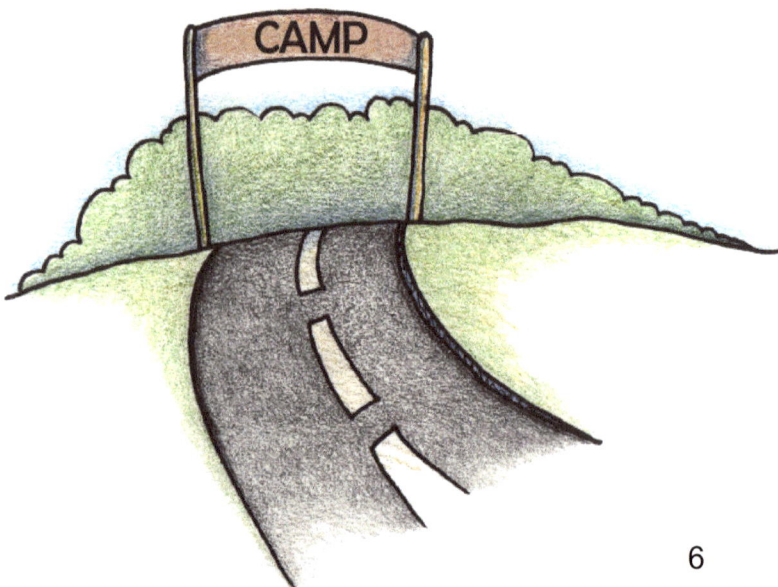

Mes parents m'ont dit que c'était un endroit très proche de la maison et que j'allais m'amuser là-bas. J'allais rencontrer de nouveaux enfants, que nous irions nager tous les jours, et que je ferais des arts plastiques. Ensuite, après le déjeuner, au milieu de la journée, Maman viendrait me chercher au camp, et nous irions encore plus nous amuser.

C'était chouette de savoir que j'allais aller au camp, mais il y avait tellement de choses que je ne savais pas …que je me sentais un peu nerveuse. Je continuais de penser à mon école, mes amis, ma journée à l'école. Qu'est-ce que c'était le "camp d'été" de toute façon ?

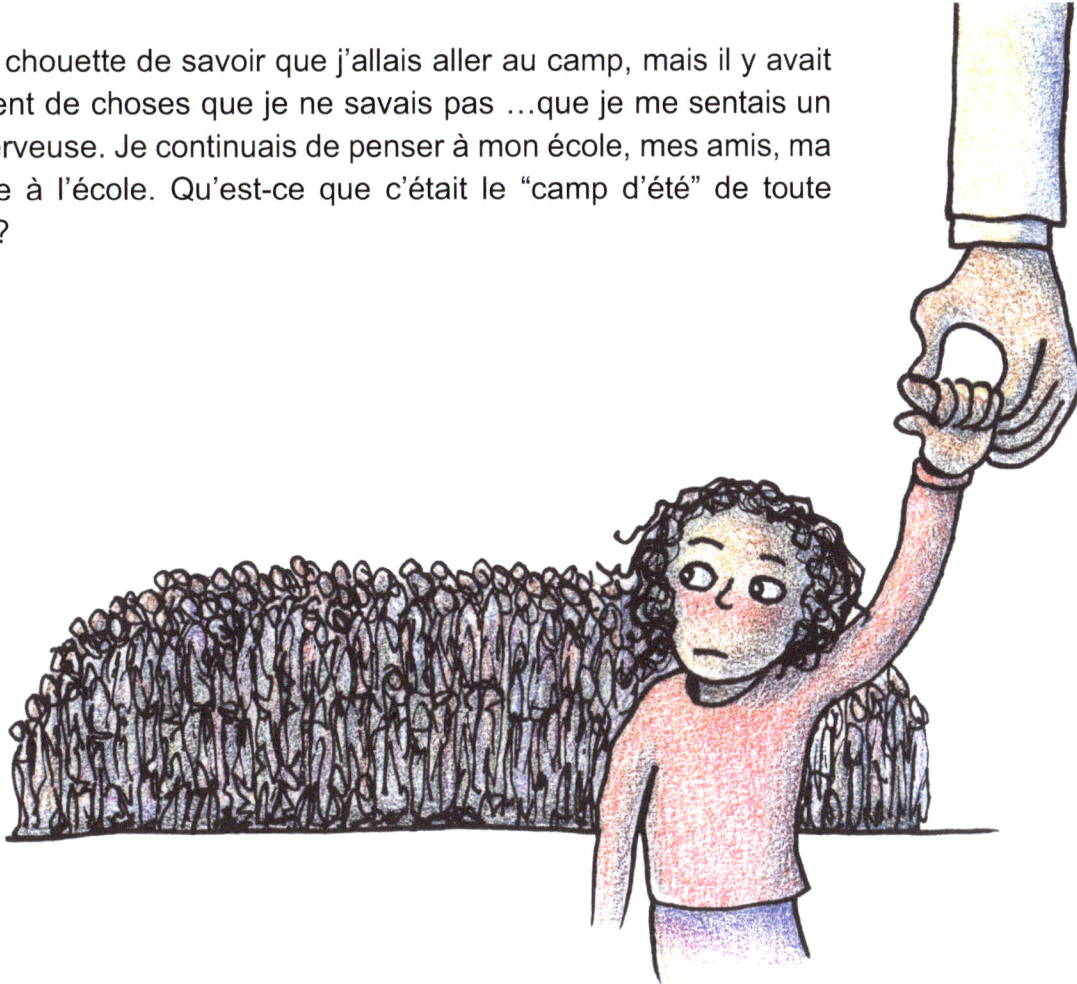

Le jour où il fallait partir pour le camp est arrivé. Papa et Maman m'ont emmenée dans cet endroit, très grand. Ils m'ont montré la piscine. Je me sentais si petite debout à côté du plongeoir. Beaucoup d'autres enfants venaient au camp au même moment, et il y avait beaucoup de bruit.

Une gentille dame est venue me rencontrer, et elle a dit qu'elle serait ma monitrice. Son nom était Sandra. Elle était très gentille. Ensuite, ma maman a dit : "Voici Sophie, et c'est sa première fois au camp d'été, n'est-ce pas Sophie ?". Et ma maman m'a regardé, en attendant une réponse.

Quelque chose s'est produit : je me suis paralysée, et j'ai juste hoché la tête et regardé ailleurs. Ma maman n'a pas vu, mais j'étais très nerveuse à ce moment. Elle n'a pas remarqué que je ne pouvais pas dire un mot. Je ne pouvais juste pas le faire. Mon corps était paralysé et j'avais l'impression que je ne pouvais dire aucun mot, même si je voulais vraiment dire "bonjour" !

7

Ensuite Sandra a dit à mes parents qu'il était l'heure de partir et que le camp allait commencer.

Sandra a dit à son groupe d'enfants (environ 10) que nous irions dans une des salles d'un grand et superbe bâtiment bleu.

Elle avait aussi une assistante avec elle, Rita. Nous allions donc tous ensemble dans ce bâtiment. Je me sentais toujours nerveuse ! J'avais même l'impression que je ne pouvais pas marcher, ou même bouger. Mais j'ai suivi Sandra.

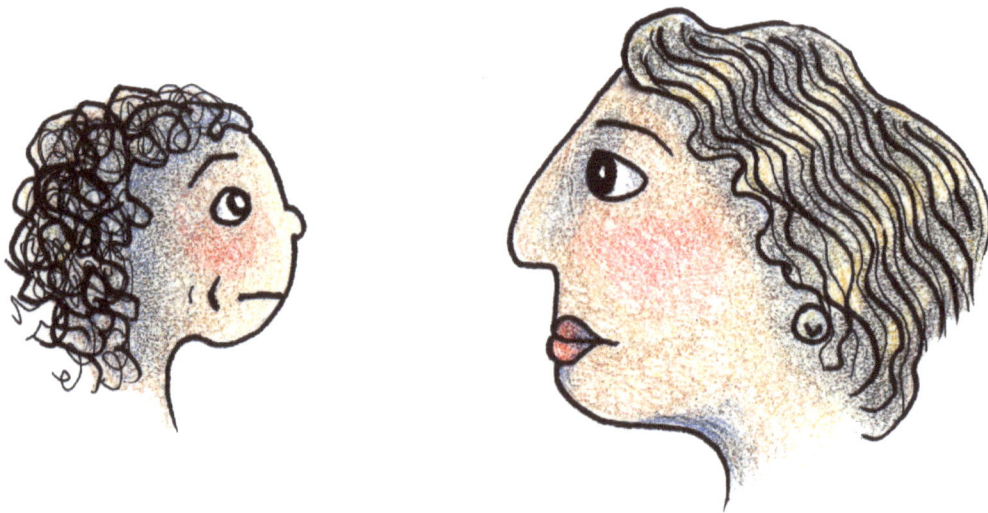

Chapitre 5 : Camp d'été : seule et en silence

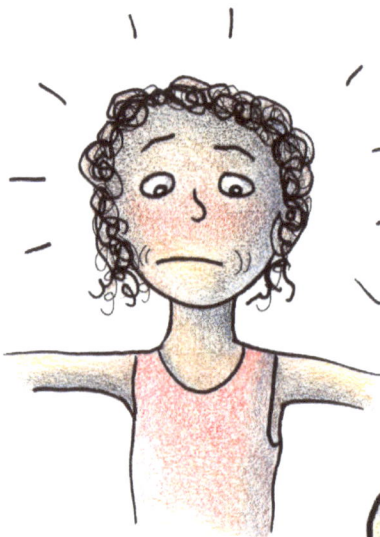

Je pense que Sandra savait que j'étais effrayée d'être auprès des autres enfants, parce qu'elle me tenait souvent la main. Je voulais qu'elle appelle ma maman, mais je ne pouvais rien dire. Je savais que mes amis étaient confus, et j'aurais voulu leur expliquer que je ressentais de la peur, mais les mots ne voulaient pas sortir. Je voulais rentrer à la maison. Je n'aimais pas ce grand camp.

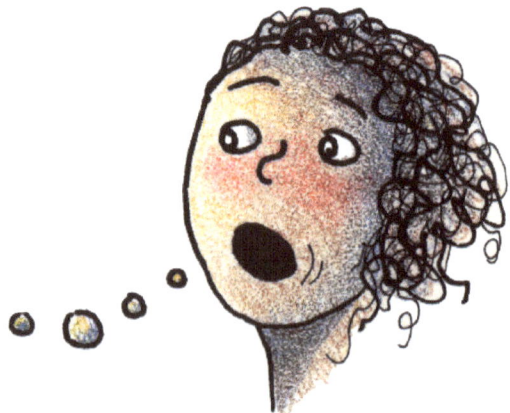

À partir de ce moment, je n'ai plus parlé à quiconque. Ni à Sandra, ni à Rita , ni aux autres enfants. J'étais très nerveuse au camp. Je connaissais pourtant une fille de mon groupe. Elle vit dans mon quartier et nous nous voyions tous les jours dans la rue jouant avec nos mamans.

Je ne pouvais même pas faire comprendre à ma monitrice que j'avais besoin d'aller aux toilettes. J'y allais juste quand quelqu'un d'autre y allait, et elle me laissait accompagner l'enfant comme si j'étais "garde-du-corps", mais c'était ma seule façon de pouvoir y aller sans avoir besoin de parler.

À la minute où j'étais dans la voiture de ma maman, je lui racontais tout ce que j'avais fait au camp avec les enfants et les animateurs. Mais elle me disait que j'avais l'air un peu triste.

Ma maman et mon papa ne savaient pas que j'étais calme et timide, et que j'étais effrayé de le leur dire.

J'avais peur qu'ils soient furieux contre moi et qu'ils me disent que j'avais besoin de parler ou bien qu'ils soient fâchés et qu'ils ne comprennent pas. Mais je voulais être amie avec d'autres enfants et je voulais qu'ils m'aiment. Seulement juste être près des nouvelles filles était pour moi effrayant et aucun mot ne voulait sortir de ma bouche !

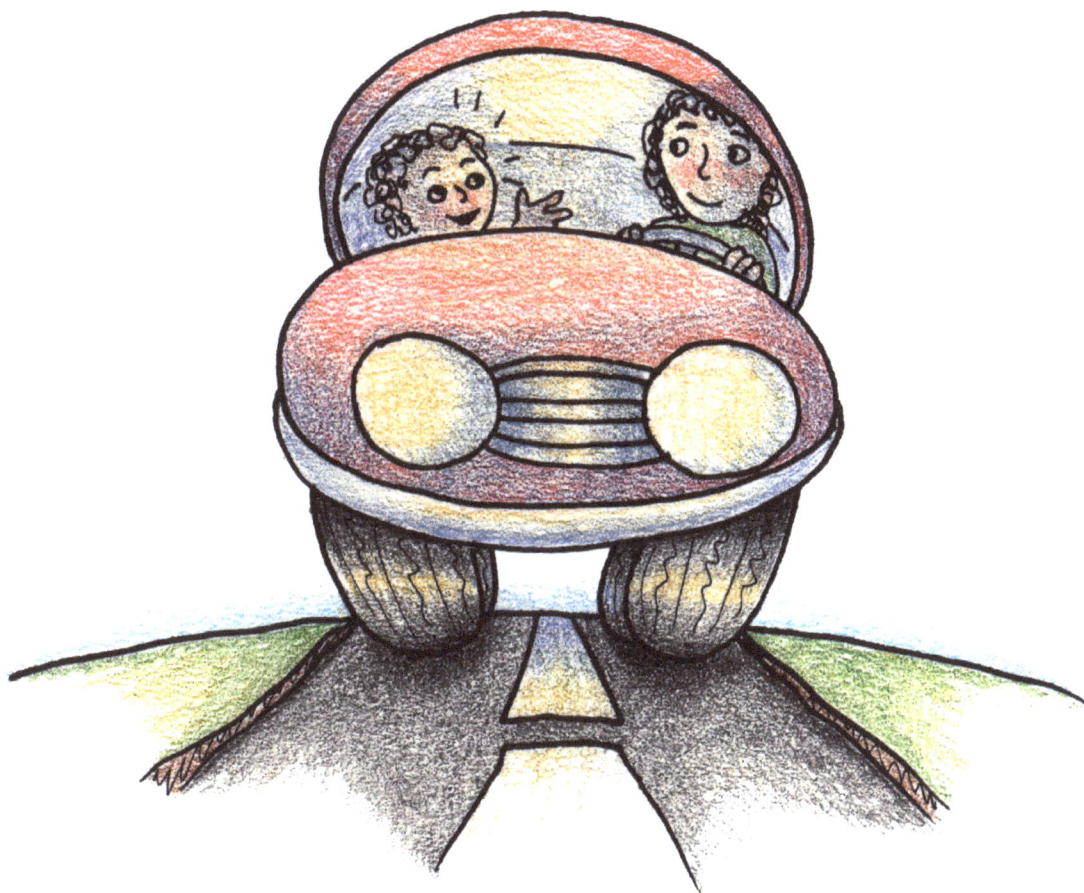

Chapitre 6 : Discussions silencieuses : quel est le problème ?

Et puis, un jour, je jouais avec une fille de mon groupe, et elle m'a posé une question :

"qu'est- ce que tu veux dessiner ?". J'ai essayé de répondre avec des gestes et des expressions de visage, mais elle s'est mise en colère parce que je ne voulais pas lui parler, et elle m'a frappé. J'ai commencé à pleurer (mais sans faire aucun bruit ; il n'y avait que des larmes dans mes yeux). C'est alors que la monitrice a appelé mes parents pour parler de ce qui s'était passé. Je ne parlais pas. J'ai choisi de ne pas parler et ils ne savaient pas quoi faire pour m'aider. Ils ont aussi dit qu'ils pensaient que j'avais l'air triste pendant les regroupements et le temps libre. Ils ont remarqué je ne participais avec aucun enfant qui jouait au jeu des mots mais que j'aimais courir avec les enfants en récréation tant que je n'avais pas besoin de dire un mot pour jouer avec eux.

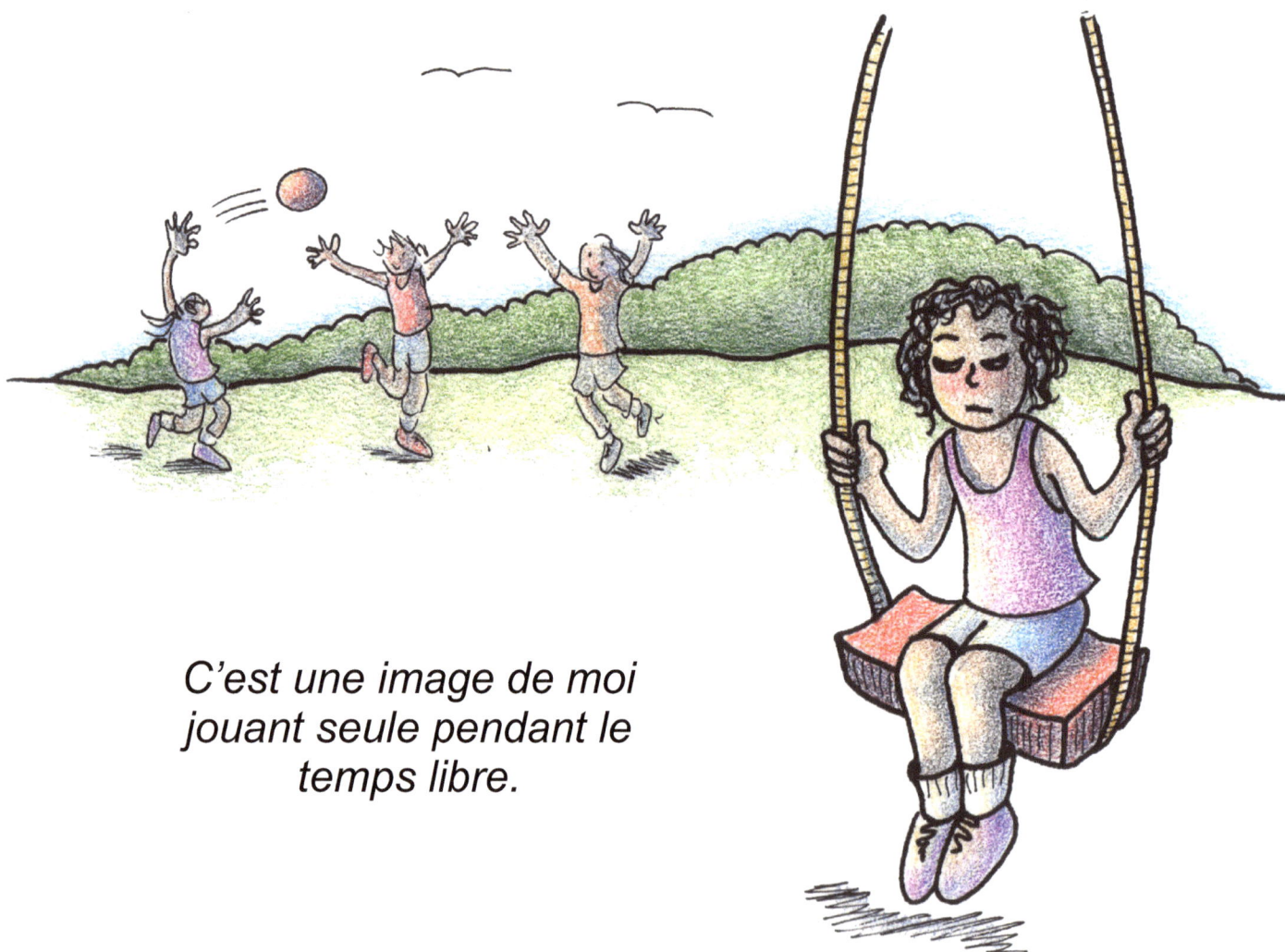

C'est une image de moi jouant seule pendant le temps libre.

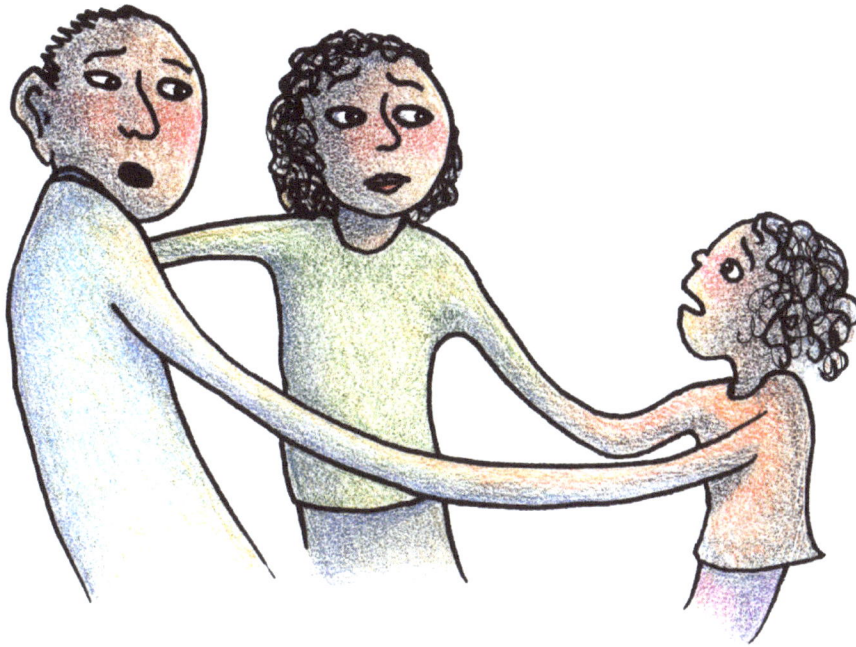

Mes parents étaient très tristes et bouleversés, ils ne savaient pas quoi faire. Ils m'ont parlé et je leur ai dit que j'étais nerveuse au camp. J'étais effrayé que les enfants se moquent de moi ou qu'ils fassent trop de bruit ! J'étais si timide. Je ne savais pas comment l'expliquer à mes parents, mais ils comprirent. Ils l'ont vraiment compris. Papa m'a dit qu'il avait peur d'être entouré de beaucoup de gens aussi loin qu'il pouvait se rappeler. Il était aussi terrifié de parler devant des gens quand il était petit et même quand il était adolescent. Mais aujourd'hui, mon papa est à la tête d'une société et il doit parler devant beaucoup de personnes. Il est toujours nerveux, mais il le fait. J'espère que je pourrais le faire aussi. Cela doit être tellement plus facile.

Le temps du camp est venu puis est parti. Ensuite, nous sommes retournés à New York pour le mariage de mon cousin.

J'étais la petite fille chargée de porter les alliances. J'étais très excitée. J'avais une robe spéciale, et je savais que j'aurais mes cheveux coiffés spécialement pour le mariage, comme les grandes filles le font.

Je me sentais tellement bien ! J'avais hâte d'y être.

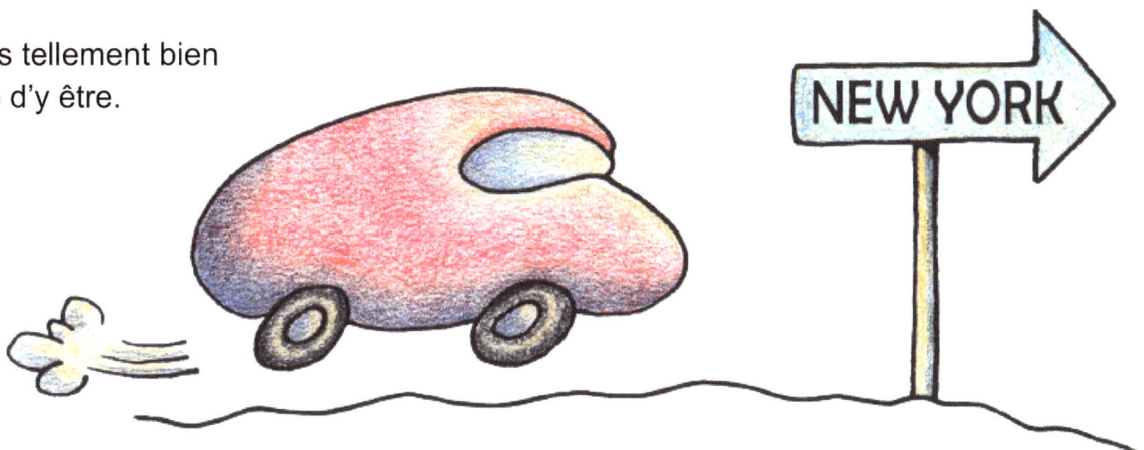

Nous sommes allés à New York quelques jours avant parce qu'il y avait le "dîner de répétition". Nous sommes allés dans le couloir et les adultes m'ont dit que je devrais marcher ici et ici, et que je devrais porter un coussin avec les alliances dessus. Je devenais alors très nerveuse. J'étais tellement effrayée de faire des erreurs ! Le couloir était tellement grand et il y aurait beaucoup de personnes que je sentais que j'allais de nouveau me paralyser.

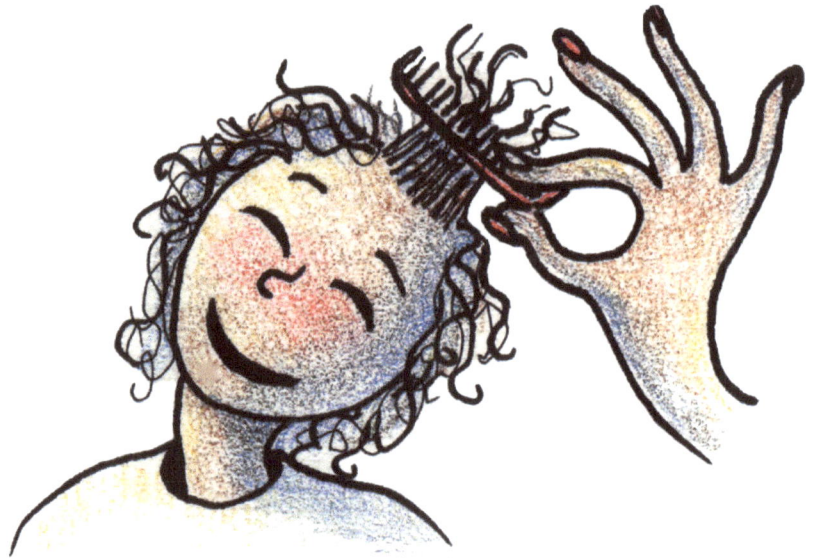

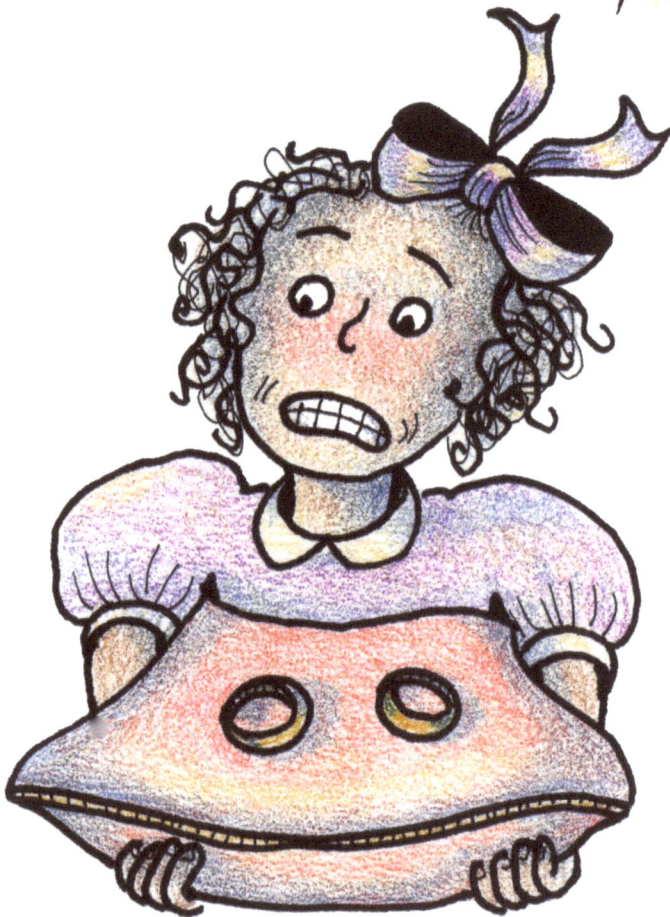

Après avoir marché avec le coussin et les alliances, beaucoup d'adultes sont venus me voir et m'ont dit, "Oh, comme tu es jolie ! Tu as l'air adorable ! " Je me suis paralysée ! Je voulais ma maman et mon papa, mais où étaient-ils ? Je ne pouvais pas les voir. ! Et ensuite ma tante est arrivée et m'a embrassé, et une autre dame (que je ne connaissais pas) est venue et m'a prise dans ses bras. J'étais nerveuse, tellement nerveuse.

C'est à ce moment que j'ai arrêté de parler à des étrangers. Je ne parlais qu'à ma maman, mon papa, mon cousin et ma tante. Personne d'autre. Je me sentais mal, ma maman et mon papa étaient inquiets à propos de moi. Mais ils m'ont aidé. Lorsque quelqu'un me posait une question, ils répondaient pour moi, et ensuite disaient : "Elle est un peu timide. S'il vous plait, ne le prenez pas personnellement !" Je savais qu'ils voulaient m'aider, cependant je me sentais encore plus mal après ça. Mais, au moins, je n'avais pas à répondre aux questions

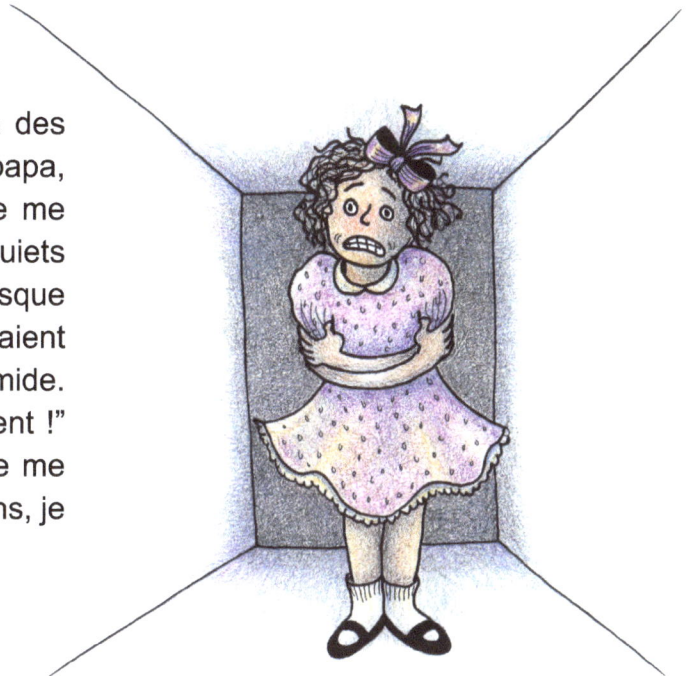

Chapitre 7 : L'aide arrive. Beaucoup de gens qui prennent soin et peuvent aider

Après être rentrés du mariage à New York, ma maman et mon papa ont appelé un docteur, Dr Romain . Il a dit à mes parents d'aller voir un docteur pour l'aide à la parole, Anna , qui pourrait certainement m'aider un peu.

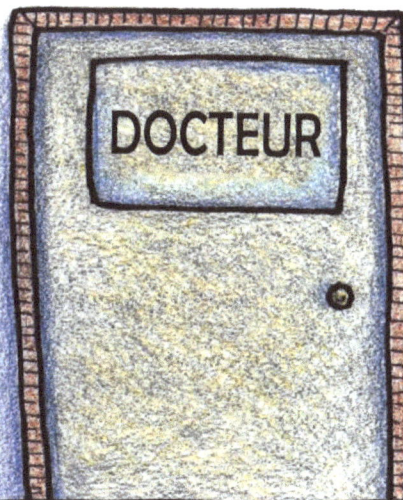

Quand j'ai entendu que le docteur Anna était un docteur pour parler, j'ai eu vraiment peur. Je pensais qu'elle allait me faire un vaccin pour me faire parler, ou que si je ne parlais pas, elle allait me mettre des médicaments dans ma gorge pour me faire parler. Mais évidemment, j'avais tort !

Docteur Anna a vu mes parents, puis moi le jour suivant. Elle me parla sans me regarder. Elle a commencé à dessiner et je l'ai rejoint. J'ai passé de plus en plus de temps avec le docteur Anna qui pouvait dessiner ou jouer à des jeux avec moi et mes parents. Doucement, docteur Anna et moi avons commencé à jouer à des jeux ensemble, et je me sentais plus confortable avec eux. Nous avons commencé à jouer au Uno® et au Qui est-ce® ? Je ne réalisais même pas que plus j'étais là, plus je me sentais en confiance avec le docteur Anna.

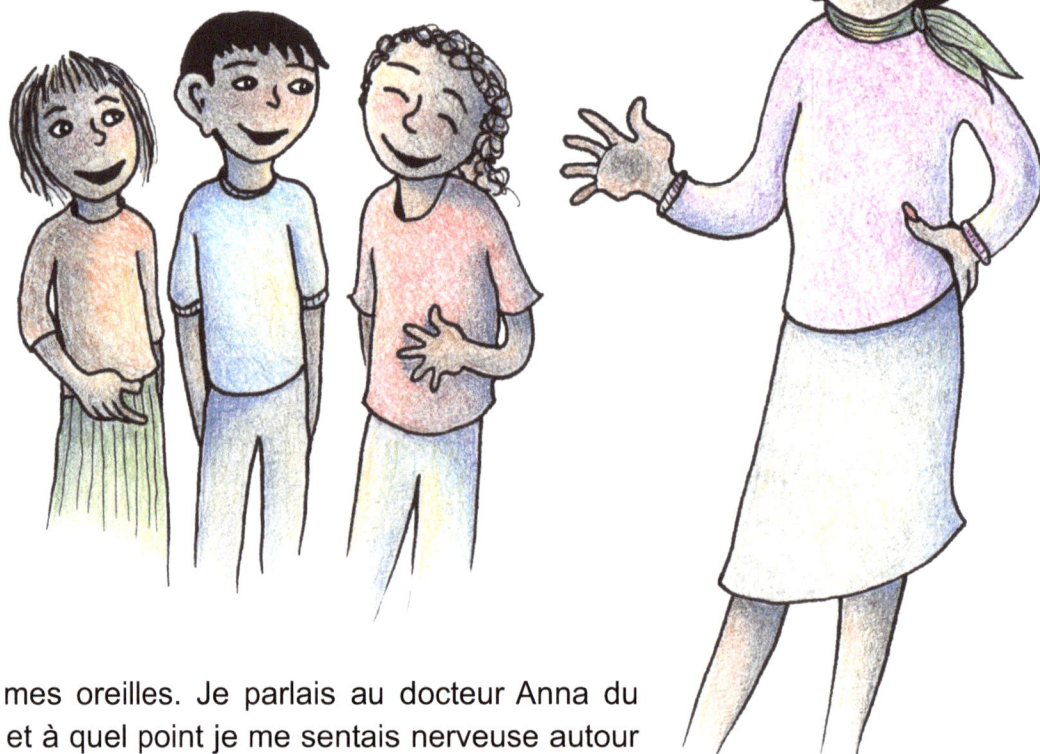

Je n'en croyais pas mes oreilles. Je parlais au docteur Anna du mariage à New York, et à quel point je me sentais nerveuse autour de nouvelles personnes et combien il était difficile de parler à des inconnus. Je lui ai aussi raconté combien je me sentais triste au camp et que je finissais par jouer toute seule en récréation.

Je sentais que le docteur Anna comprenait que je voulais vraiment être comme les autres enfants au camp et à l'école. Je ne voulais pas être nerveuse, mais je ne pouvais pas. Nous avons parlé de mes peurs. Je lui ai expliqué que j'avais peur que les autres enfants se moquent de moi, ou qu'ils fassent beaucoup de bruit si je parlais. J'avais aussi peur de parler de manière étrange ou de me tromper. Je ne sais pas, je me sentais juste effrayée.

MUTISME SÉLECTIF

Chapitre 8 : Le mutisme sélectif

Docteur Anna a expliqué à mes parents que je souffrais d'une chose appelée "Mutisme sélectif". Elle disait que parfois les enfants comme moi, avec un mutisme sélectif (MS) étaient effrayés (anxieux) d'être entourés de gens et de leur parler dans certains lieux alors qu'ils peuvent parler à d'autres personnes, comme leurs parents à la maison. Être à l'école et parler à d'autres enfants et avec l'enseignant est une situation effrayante pour de jeunes enfants comme moi. Elle a aussi dit que j'avais ce qu'on appelle "un trouble de la communication sociale lié à de l'anxiété". Il y a des docteurs qui travaillent avec des enfants comme moi.

Docteur Anna a dit qu'il y avait plein de choses que nous pouvions tous faire pour m'aider avec cette peur d'être et de parler en classe. J'ai dit "nous tous" parce que j'ai la chance d'avoir Maman, Papa, vous, le docteur Anna et tout le monde qui peut m'aider dans la classe. Le docteur a dit que nous allions essayer d'avancer à "tout-petits pas", et que petit à petit je me sentirais mieux avec les autres.

Une des choses qu'elle a suggérée était de venir à l'école et de vous rencontrer avant le début de l'année afin que je me sente moins nerveuse le premier jour d'école. Je saurais déjà où sont les choses dans la classe, et je me sentirai plus comme à la maison. Je suis heureuse que vous lisiez cet album parce que je voudrais venir dans la classe un jour de la semaine avant la rentrée. Peut être que je pourrais vous aider à préparer la classe en faisant quelques dessins ou décorations pour les murs ! J'adore dessiner, et ma maman me dit que je suis très douée pour cela. Venir dans votre classe et vous rencontrer avant m'aiderait beaucoup parce que :

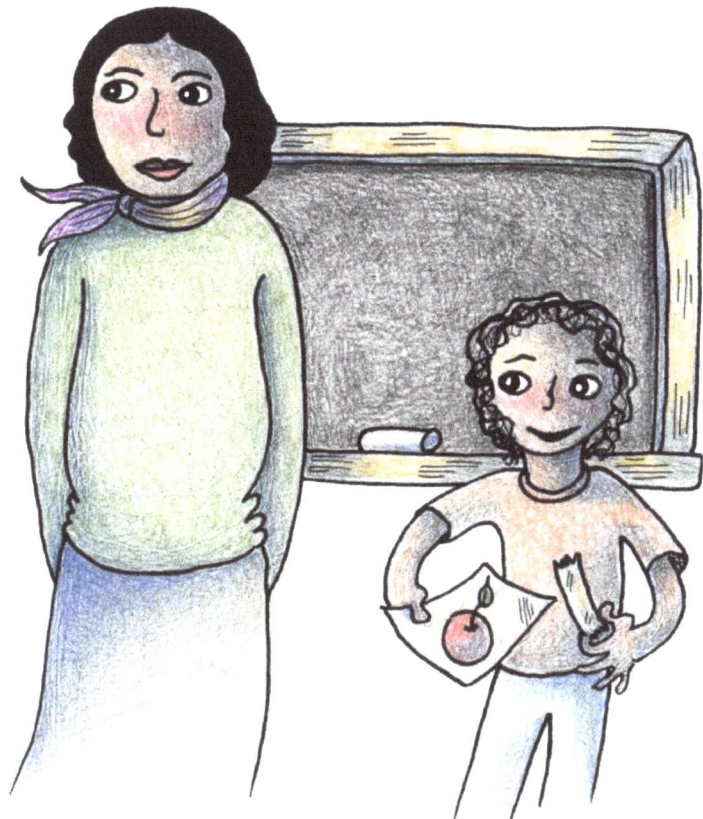

a. Je voudrais vous rencontrer et vous connaitre un peu mieux

b. Je voudrais connaitre la salle de classe et savoir où tout est rangé

c. Je voudrais être plus à l'aise avec l'école et savoir où sont les toilettes, la cantine et le bureau de l'infirmière

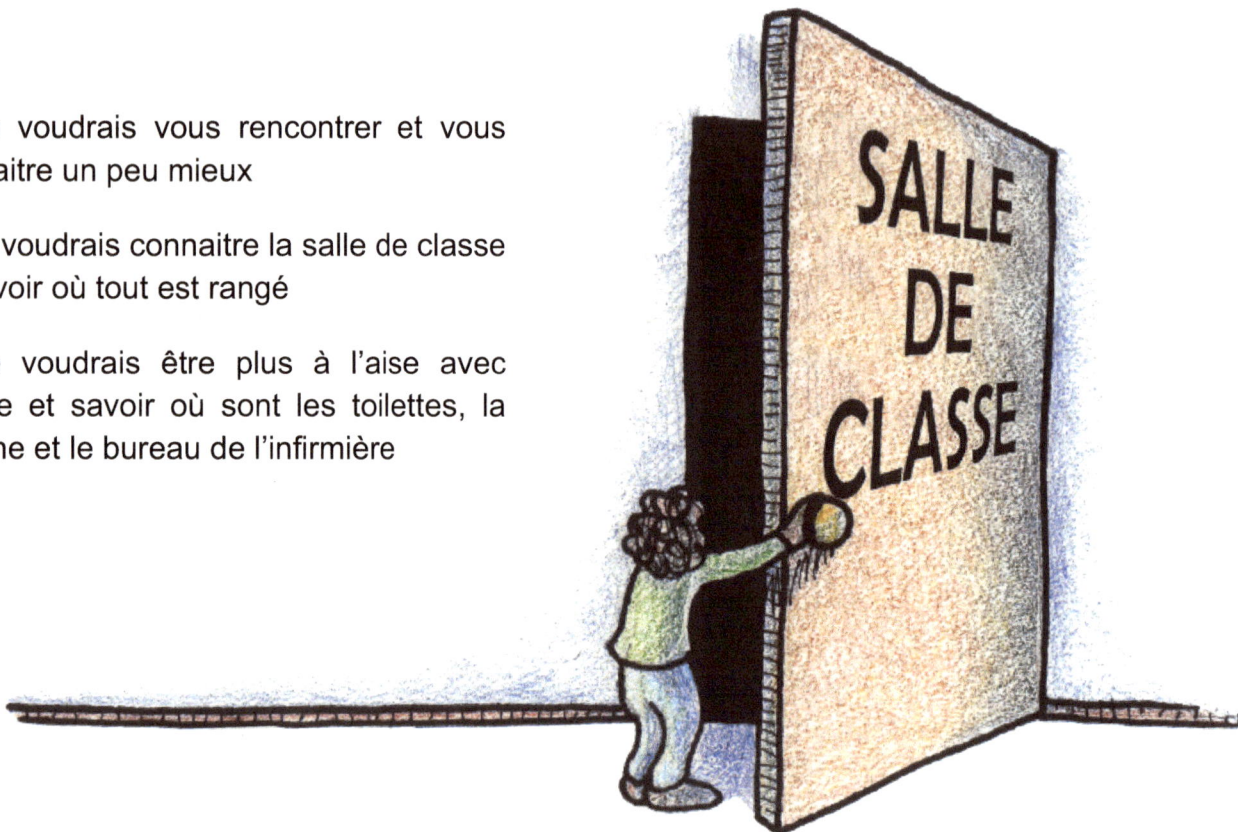

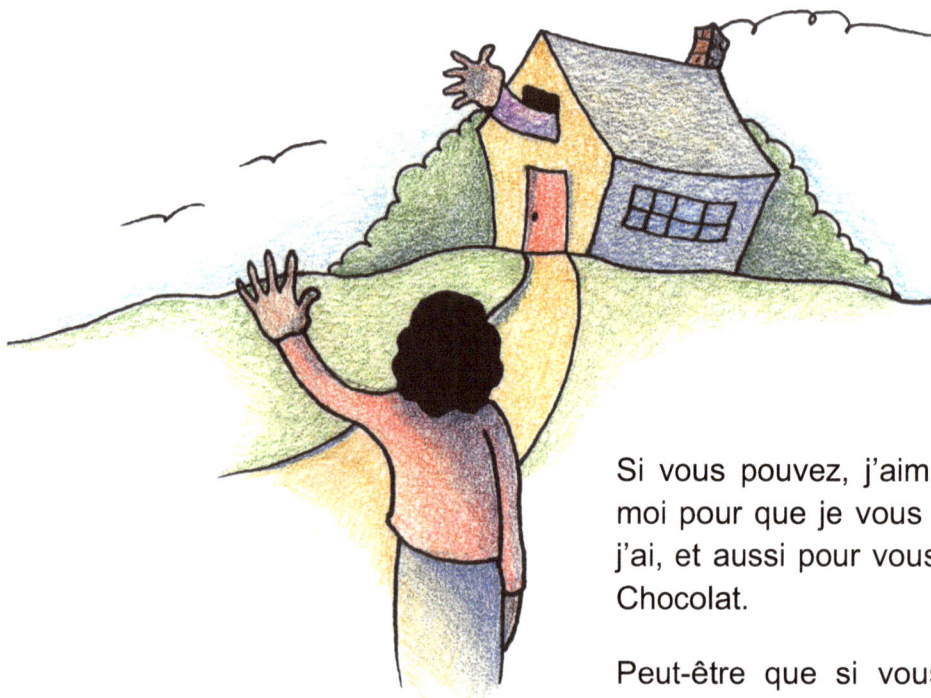

Si vous pouvez, j'aimerai que vous veniez chez moi pour que je vous montre tous les jouets que j'ai, et aussi pour vous, de rencontrer mon chien, Chocolat.

Peut-être que si vous venez chez moi, je me sentirai plus à l'aise pour parler et jouer avec vous dans ma maison, où je ne me sens pas nerveuse.

16

Chapitre 9 : D'autres choses qui m'inquiètent à propos de l'école avec lesquelles vous pourriez peut être m'aider

À partir de maintenant, j'espère que vous comprenez que si je ne parle pas, ce n'est pas parce que je suis une "vilaine fille" et que j'esquive les choses par ce moyen. J'ai juste ce que le docteur Anna appelle de l'anxiété dans certains lieux et avec certaines personnes. Et je ne pourrais pas me sentir confortable pour parler en une seule fois. Nous devons donc y aller à petits pas.

J'aurai peut-être besoin de vous faire des signes au début pour demander certaines choses, comme par exemple aller aux toilettes.

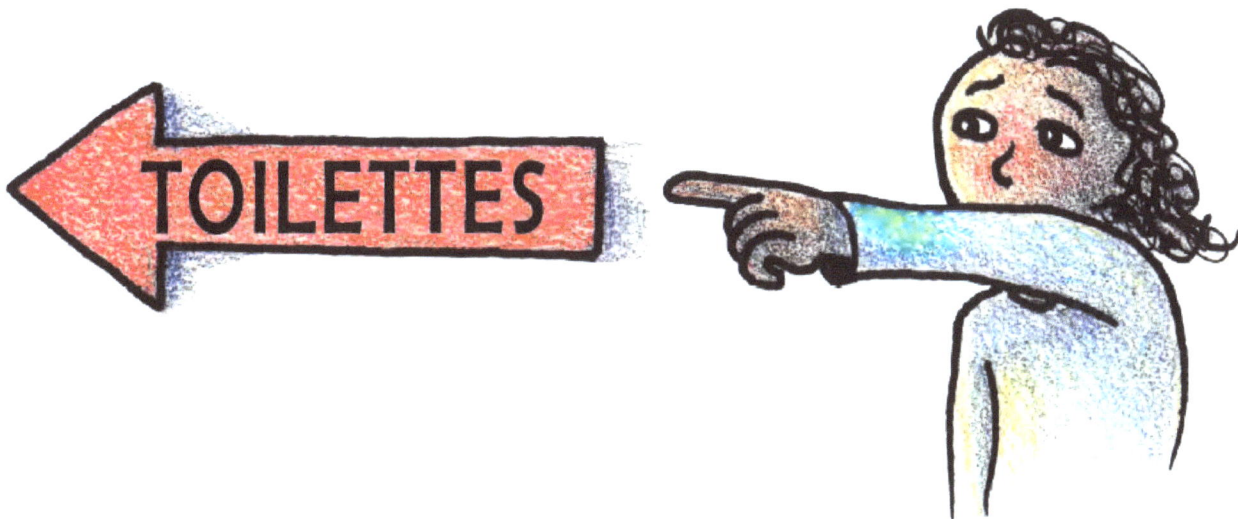

J'ai tellement peur de ne pas pouvoir demander d'aller aux toilettes ! Pendant le camp d'été, j'ai eu plusieurs accidents quand nous jouions dehors. Je voulais aller aux toilettes, mais je ne pouvais pas le dire à ma monitrice (parce que j'avais trop peur de parler), donc je mouillais mes pantalons et les autres enfants se moquaient de moi… j'étais très gênée ! Est-ce que vous pensez que l'on peut avoir quelque chose comme un "code" ou un "signe" lorsque j'ai besoin d'aller aux toilettes ? Je serai vraiment très heureuse si vous me laissiez faire cela.

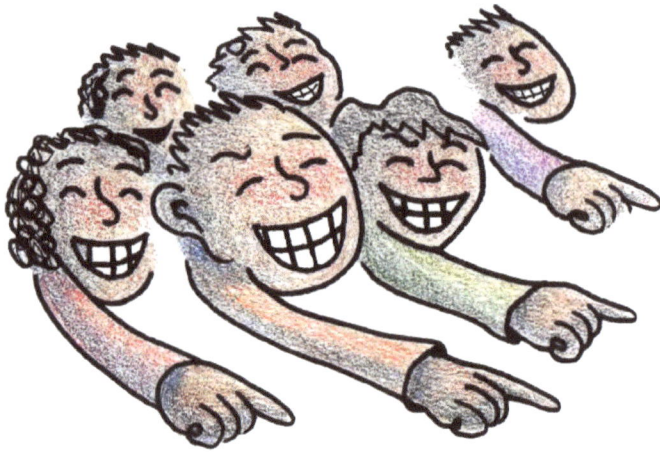

Si quelqu'un de la classe commence à se moquer ou à se fâcher parce que je ne parle pas, pouvez-vous lui expliquer que ce n'est pas parce que je suis méchante, que j'ai des mauvaises manières, ou que je joue à un jeu ? Je me sentirais tellement mieux quand je saurais que vous allez m'aider avec les autres enfants de la classe. Je veux me faire des amis et parler ou jouer juste comme un tout autre enfant dans votre nouvelle classe. Je souhaiterais seulement me sentir libre de jouer et de me faire de nouveaux amis facilement.

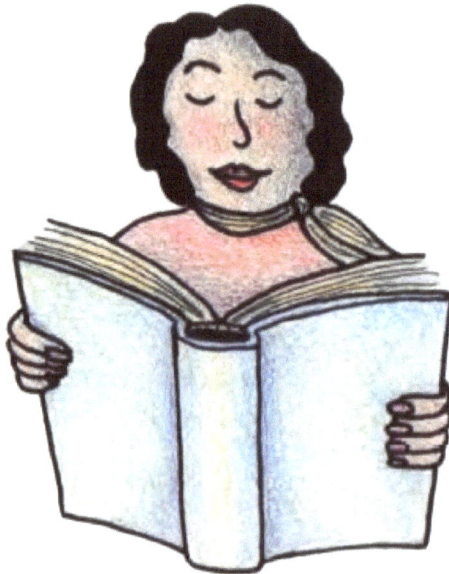

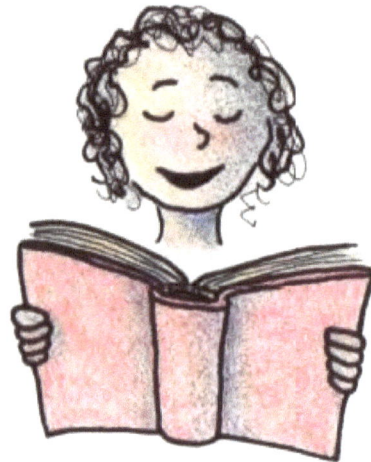

Il y aussi une autre petite chose que je voudrais vous demander : quand nous sommes en regroupement, il est difficile pour moi d'être assise pile en face de vous et que vous me regardiez dans les yeux en parlant. Est-ce que je pourrais m'asseoir à côté de vous ? Je me sentirais moins effrayée quand vous me parlerez et vous ne me regarderez pas dans les yeux. Merci de comprendre cela.

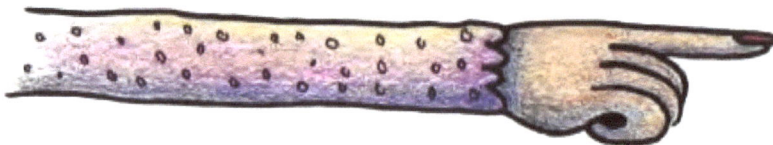

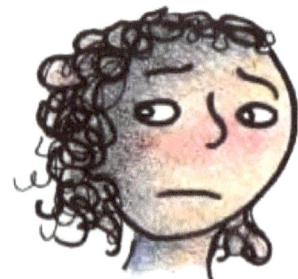

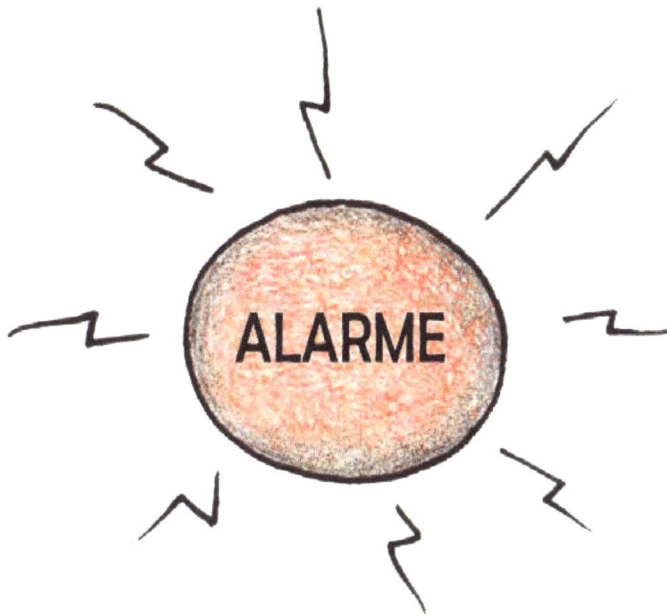

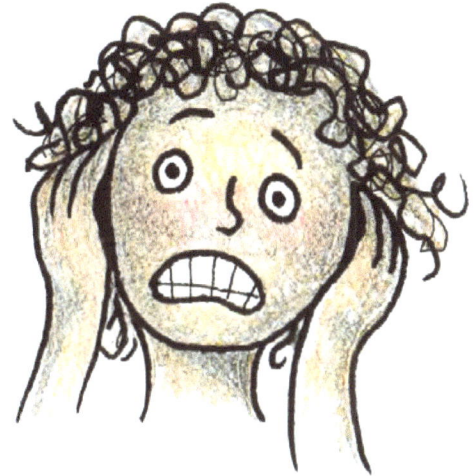

Je ne sais pas si ma maman ou mon papa vous l'ont dit, mais je suis très sensible aux grands bruits. À vrai dire, le pire jour de l'année pour moi est le 14 juillet. J'adore regarder les feux d'artifice, mais je suis tellement inquiète quand j'entends ce bruit !

Donc nous restons à la maison, nous regardons le feu d'artifice à la télévision et je mets le volume très bas pour ne pas m'inquiéter. L'année prochaine j'utiliserai mes bouchons d'oreille et j'essaierais d'aller dehors avec ma famille pour voir les feux d'artifice.

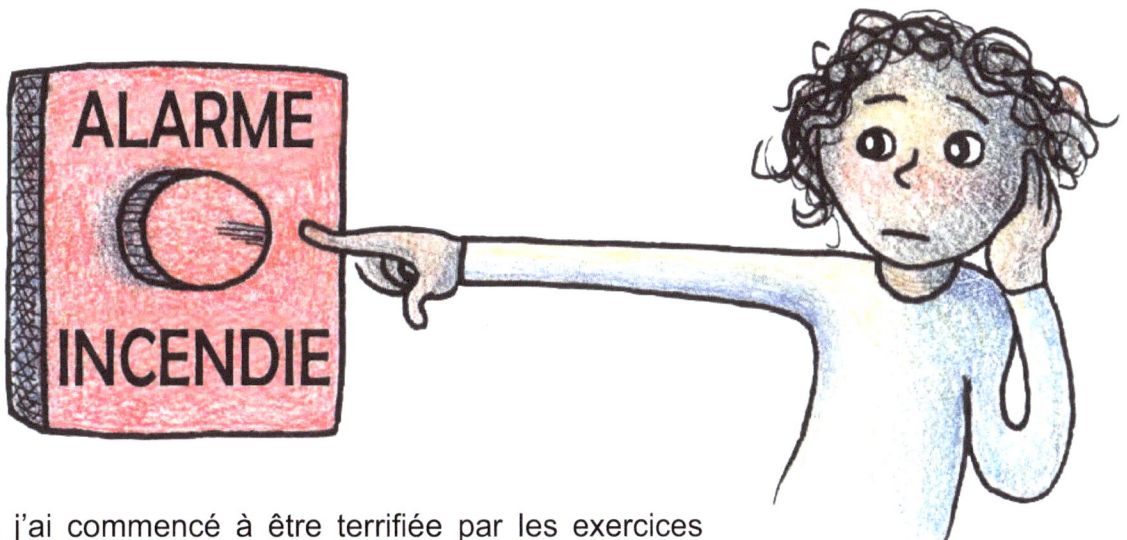

En maternelle, j'ai commencé à être terrifiée par les exercices incendie, donc le directeur de l'école, Stéphanie, a décidé de me nommer son "aide pour les exercices incendie".

Elle venait dans la classe et me demandait de la suivre dans son bureau. Ensuite, elle me racontait que nous allions faire un exercice, que ça allait être très bruyant et qu'elle voulait que ce soit moi qui presse le bouton pour l'exercice. J'adorais faire ça, parce que je devais aider Stéphanie et que je saurais quand le bruit très fort allait commencer donc j'étais moins effrayée. Le bruit me dérangeait mais au moins je n'étais pas surprise.

Parfois, je n'aime pas manger certains aliments.

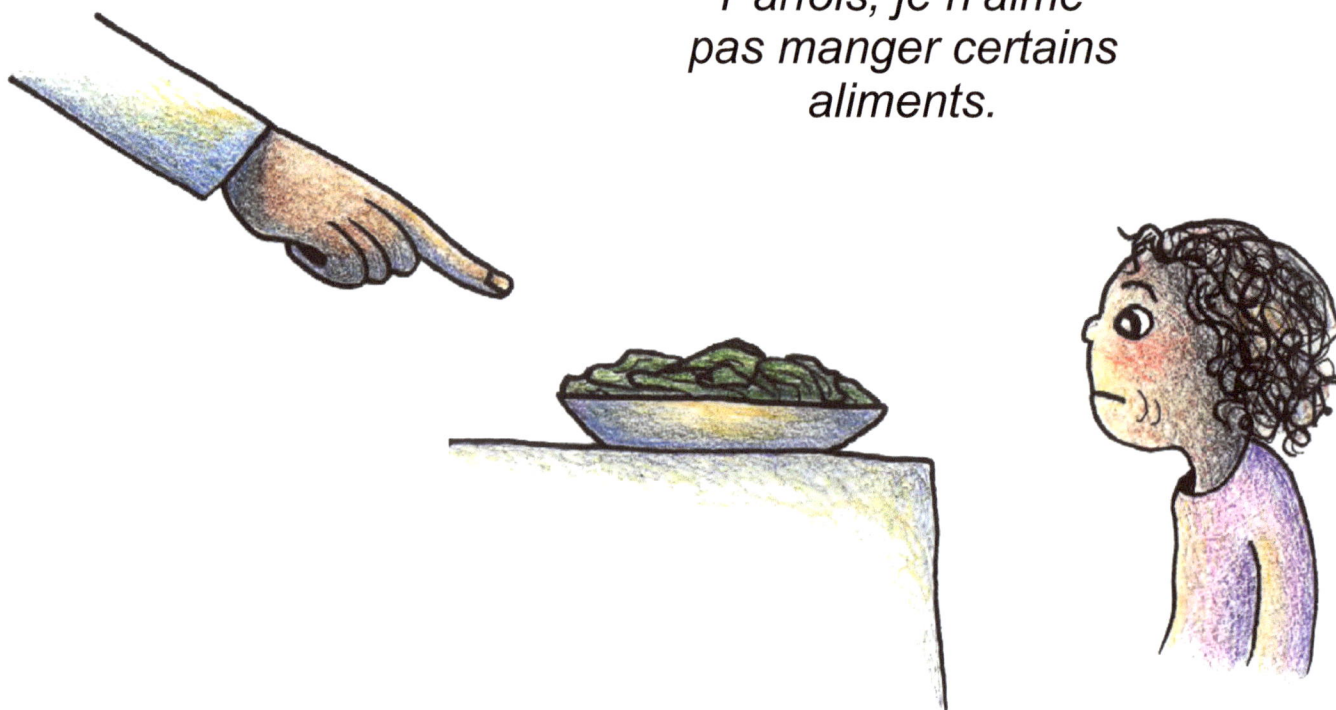

Donc, si je ne mange pas mon lunch à l'école, est-ce que vous pourrez envoyer un mot à mes parents, mais ne pas me mettre dans l'embarras devant les autres à la cantine ? Merci beaucoup.

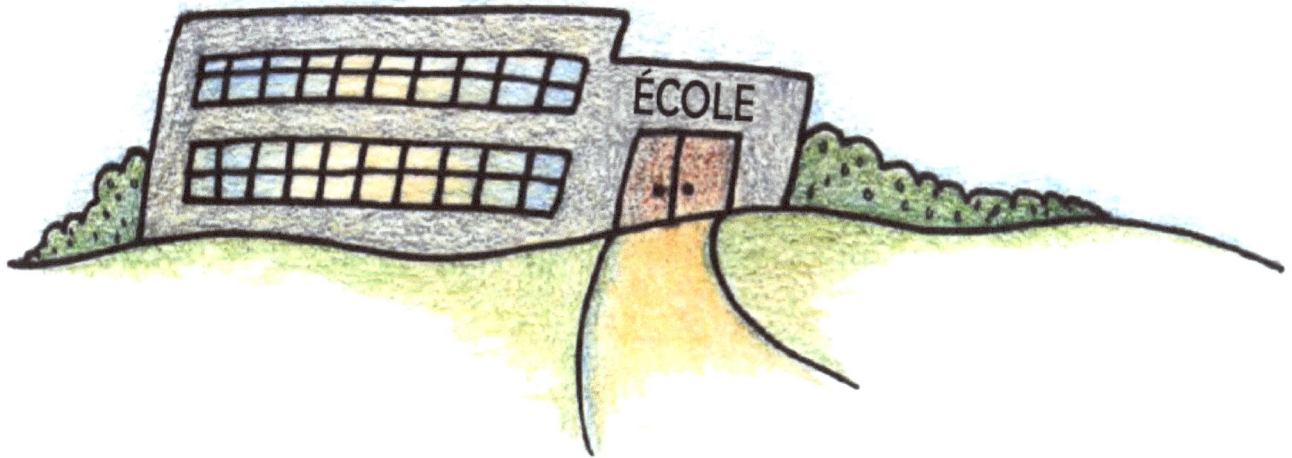

Chapitre 10 : La Fin, mais le Début d'une super année !

Je voulais vous remercier pour avoir lu mon petit livre à propos de mes peurs d'être entourée et de parler avec certaines personnes et dans certains endroits. Quand l'école commencera, je ferai de mon mieux pour me sentir à l'aise mais je ne suis pas sûre de me sentir assez confortable pour pouvoir parler tout de suite avec vous, ou avec les enfants de la classe. J'espère que vous me laisserez entrer à l'école et venir vous voir avant le premier jour de classe.

Dr Anna a donné d'autres noms de livres à propos du mutisme sélectif à ma maman et mon papa, et elle a aussi dit que vous pourrez aller sur internet et trouver ces ouvrages (écrits par le Docteur Elisa Shipon-Blum) et plein d'autres choses à propos du mutisme sélectif. Vous avez juste à consulter le site :

https://www.selectivemutism.org/

S'il vous plaît, vous trouverez aussi la liste d'autres ouvrages à la fin de cet album.

Je me sens bien maintenant que je sais que vous me comprenez un peu mieux.

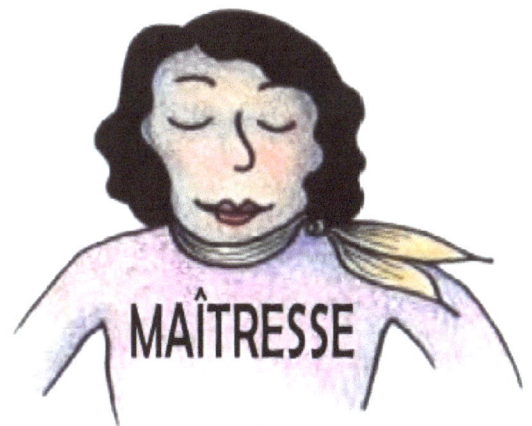

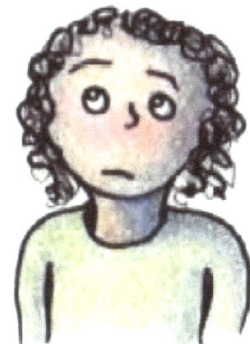

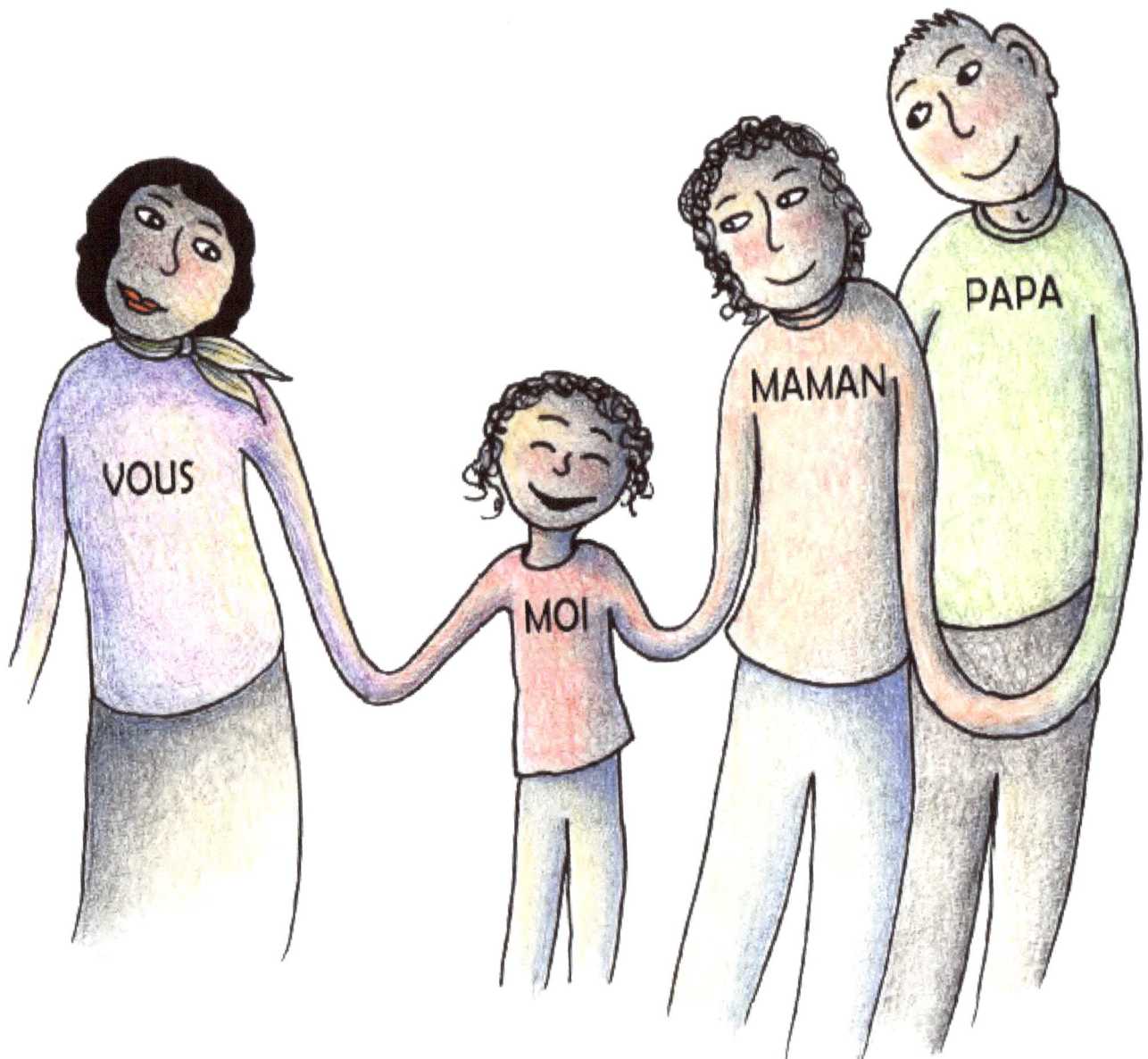

Je me sens heureuse de commencer une autre année à l'école, et même si j'ai vraiment très peur, je sais que j'ai mon "équipe de secours" avec vous, ma maman et mon papa, et le docteur Anna. Si nous travaillons tous ensemble au début, je me sentirais moins effrayée de commencer une nouvelle année scolaire, rencontrer de nouveaux amis, et avoir un nouvel enseignant : VOUS !

De la part de votre élève,

Sophie

Chers parents (et enseignants),

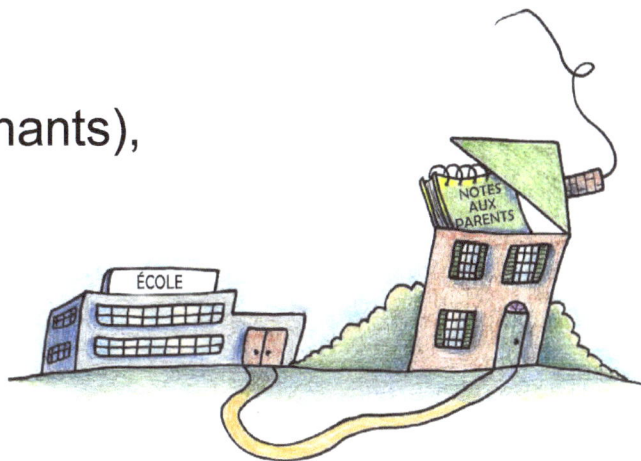

J'espère qu'avec ce petit livre, vous pourrez commencer à communiquer avec l'enseignant de votre enfant sur le mutisme sélectif, SM, un trouble de la communication sociale lié à l'anxiété. Un enfant atteint de mutisme sélectif ne parle pas avec certaines personnes et dans certains endroits où il est censé communiquer (comme à l'école avec l'enseignant et ses pairs) alors qu'il parle librement dans d'autres contextes et avec d'autres personnes (généralement ses parents et à la maison). Le livre parlait de Sophie (un personnage fictif) et votre enfant peut partager certaines caractéristiques avec elle. Cependant, si vous le souhaitez, vous pouvez utiliser ce livre comme guide pour écrire le livre de votre enfant à présenter à son enseignant. Le mutisme sélectif se produit chez les filles et chez les garçons, dans toutes les classes socio-économiques et tous les milieux. Bien que le MS ne soit pas causé par l'immigration et les familles bilingues, il est possible que ces facteurs exacerbent les enfants déjà anxieux qui développent alors le mutisme sélectif. Aucun enfant atteint de mutisme sélectif n'est égal à un autre, mais il existe des protocoles de traitement empiriques pour le mutisme sélectif (qui ont été étudiés dans des études scientifiques).

Si le mutisme sélectif n'est pas traité de manière appropriée tôt dans la vie, il est probable que d'autres troubles anxieux se développent (avec d'autres, comme ne pas apprendre à socialiser correctement avec ses pairs), et le traitement est alors plus complexe. L'enfant est également susceptible de devenir socialement isolé, plus anxieux et déprimé.

Vos connaissances sur le mutisme sélectif, le soutien de votre enfant et votre volonté de partager des informations auprès du personnel éducatif qui travaillera avec votre enfant au cours de la prochaine année scolaire sont très importantes. Il sera essentiel pour vous d'aider toutes les personnes qui travaillent avec votre enfant à comprendre que le mutisme sélectif est un trouble anxieux de la communication sociale. Ainsi, les enfants atteints de mutisme sélectif ont, non seulement des difficultés à « ne pas parler à l'école », mais ils sont également anxieux face à d'autres situations. Ils ont une plus grande sensibilité que les autres enfants (comme au bruit, au toucher, aux aliments) et le but n'est pas de les « faire parler », mais de les aider à se sentir plus à l'aise et moins anxieux à l'école et ailleurs.

Il serait très utile si vous pouviez présenter des informations sur le mutisme sélectif et l'anxiété sociale à tous les enseignants et à toute autre personne en contact avec votre enfant, comme un professeur de ballet, un entraîneur sportif, des enseignants religieux, ainsi que d'autres personnes présentes dans sa vie quotidienne (y compris les membres de la famille élargie et les voisins).

S'il vous plaît, n'oubliez pas le personnel de la cafétéria à l'école (votre enfant peut vouloir demander de la nourriture ou des glaces mais ne pas être capable de le faire par peur de parler).

Comme dans l'histoire ci-dessus, il est important de développer une équipe de personnes pour travailler avec vous et avec votre enfant : votre famille, l'enseignant (et le personnel de l'école) et peut-être un professionnel de la zone. Une fois que vous avez votre équipe, le professionnel peut vous aider à élaborer un plan pour aider votre enfant à devenir plus à l'aise avec les gens dans diverses situations. Les protocoles de traitement du mutisme sélectif qui sont empiriquement fondés sont la thérapie cognitivo-comportementale (TCC), la thérapie comportementale (BT) pour les jeunes enfants et la thérapie d'interaction parent-enfant pour le mutisme sélectif (PCIT-SM). Aucun traitement n'est efficace s'il n'inclut pas la triade parents-enfant, enseignants et professionnel. Voici un exemple de plan pour un enfant fictif atteint de mutisme sélectif :

1. Cette petite fille, Marie, était en CE2 dans une école publique. Sa langue maternelle n'était pas l'anglais. Elle ne parlait qu'avec ses parents, et seulement à la maison. Elle ne parlait que sa langue maternelle dans d'autres endroits, mais elle ne disait pas un mot à l'école. Marie ne mangeait également que des aliments « de couleur crème » et elle était très sensible aux bruits forts. Elle avait vraiment peur que l'école fasse un « exercice d'incendie » parce qu'elle n'aimait pas le bruit que faisait l'alarme quand cela se produisait.

2. La famille a consulté un psychologue pour enfants qui a visité l'école, parlé au conseiller d'orientation et à l'enseignant. La psychologue a informé le personnel de l'école du mutisme sélectif et elle a consulté cette équipe le jour de la visite et de l'observation. La famille, l'enseignant et le psychologue ont pris des notes sur la grille de communication de l'enfant au début de l'intervention multidisciplinaire. L'équipe a pris des notes sur les éléments suivants : le type de communication (non verbal, chuchoté verbal, parler à haute voix), avec qui l'enfant a communiqué (y compris les outils non verbaux), le lieu et l'activité dans laquelle l'enfant s'est engagé tout en l'événement s'est produit.

3. Le psychologue a aidé l'équipe à comprendre que les difficultés de Marie ne se limitaient pas à « ne pas parler » à l'école. Par exemple, l'équipe a décidé de faire savoir à Marie quand il y aurait un exercice d'incendie à l'école. En fait, ils ont dit à Marie qu'elle serait « l'aide du directeur » pour déclencher l'alarme pour toute l'école. Ce faisant, l'équipe a rassuré Marie sur le fait qu'elle saurait à l'avance quand le « bruit d'alarme » arriverait, et Marie a également jugé très important de

pouvoir aider à l'exercice d'incendie lorsqu'il se produisait. Elle pourrait également porter des bouchons d'oreille avant de déclencher l'alarme.

4. Une fois les notes du tableau de communication de Marie partagées, l'équipe a décidé quelle activité, quel lieu et avec quelle personne l'intervention aurait lieu pour cette petite fille. Dans ce cas, on a appris que Marie était très à l'aise pour jouer et parler avec sa soeur aînée Julia. Ainsi, Julia a été invitée à se rendre au bureau du psychologue pour jouer à des jeux avec Marie. Cette activité à elle seule a facilité le travail dans le bureau du psychologue et a également permis à Marie de commencer à communiquer plus confortablement avec les enfants de sa classe.

5. Une autre suggestion était d'inviter chez elle les camarades de classe préférés de Marie. Après quelques rendez-vous de jeu, Marie a commencé à parler avec sa mère devant certains des enfants, puis elle a commencé à parler doucement à l'un des amis qui venait chez elle pour jouer dans la piscine le week-end.

6. Il est important de travailler lentement, d'avoir de la patience et de ne pas s'énerver devant votre enfant lorsqu'il parle pour la première fois dans une nouvelle situation et avec une nouvelle personne. Cela met généralement beaucoup de pression sur un enfant qui souffre d'anxiété. Les parents de Marie ont pris soin de lui fournir un cadre confortable dans lequel développer ses relations sans se sentir dépassée.

7. Après quelques semaines, l'équipe s'est réunie à nouveau pour voir si la charte de communication avait changé et si Marie avait élargi les lieux, les situations d'interaction et les personnes avec lesquelles elle communiquait. L'équipe a également discuté si Marie se sentait moins anxieuse et si ses comportements non verbaux indiquaient également qu'elle se sentait plus à l'aise à l'école et dans d'autres situations dont elle avait peur auparavant. Marie essayait également de nouveaux aliments à la cafétéria de l'école. Ses parents ont décidé de la laisser acheter le déjeuner deux fois par semaine à l'école si elle acceptait d'essayer les aliments proposés.

8. Les parents de Marie ont discuté plus en détail des résultats avec leur psychologue et ils ont consulté son pédiatre et d'autres médecins pour décider s'ils devaient également envisager d'autres approches de traitement pour travailler avec son anxiété et ses peurs sociales (y compris par traitement médicamenteux).

9. Avec le temps, Marie a étendu son niveau de confort dans diverses situations, et elle a en fait parlé à plus de gens. Par exemple, quelques semaines après le début de l'intervention et du traitement, Marie est allée dans un restaurant rapide avec sa mère et elle a commandé des frites toute seule. Elle a également parlé avec une voisine, qui vendait des biscuits « Girl Scout ».

10. Il est important de se rappeler que le mutisme sélectif, comme d'autres troubles anxieux, est une maladie génétique. Comme, « la pomme ne tombe pas loin de l'arbre ». Ainsi, les parents doivent comprendre et apprendre comment ils s'adaptent naturellement à l'anxiété de leur enfant. Ce faisant, ils ne font que perpétuer l'évitement de l'enfant à communiquer avec les autres. Nous travaillons donc avec vous, parents et enseignants, pour vous former à promouvoir le changement et à aider votre enfant à surmonter sa peur de parler avec des personnes avec lesquelles il est censé communiquer.

Les histoires de Sophie et Marie ne sont que quelques exemples de l'importance de constituer une équipe pour aider un enfant atteint de mutisme sélectif (et de trouble de la communication sociale) dans diverses situations. Avec l'approche par étapes, rappelez-vous que le but de l'intervention n'est pas de « faire parler l'enfant », mais de l'aider à se sentir plus à l'aise dans des situations sociales. Il est important de toujours avoir des objectifs d'intervention clairs, et que le traitement se déroule beaucoup plus à l'école et en public qu'au cabinet du psychologue.

Voici quelques suggestions à lire et à recommander à l'équipe d'intervenants auprès de votre enfant :

Les sites web : www.selectivemutism.org et www.childhoodanxietynetwork.org sont de merveilleuses mines d'informations et de ressources.

Les sites Web ci-dessus contiennent également des informations sur les livres du Dr Elisa Shipon-Blum sur le mutisme sélectif et des informations sur les interventions éducatives et les droits (par Mme Laurie A. Gorski).

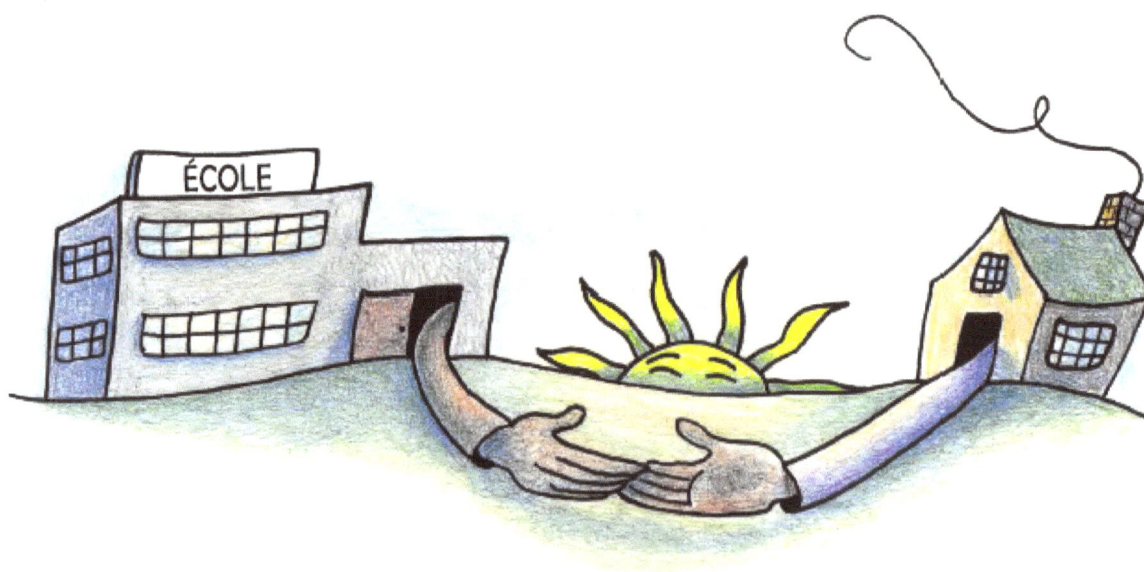

www.ingramcontent.com/pod-product-compliance
Lightning Source LLC
Chambersburg PA
CBHW060808270326
41927CB00003B/88